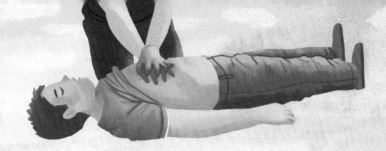

大众科普系列丛书

急救自救

知识手册

翟文慧　陈　璐◎主编

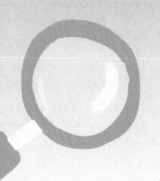

U0391433

图书在版编目（CIP）数据

急救自救知识手册 / 翟文慧，陈璐主编. —— 贵阳：
贵州科技出版社，2022.4
（大众科普系列丛书）
ISBN 978-7-5532-1036-0

Ⅰ.①急… Ⅱ.①翟… ②陈… Ⅲ.①急救—手册②
自救互救—手册 Ⅳ.①R459.7-62②X4-62

中国版本图书馆CIP数据核字(2021)第256873号

大众科普系列丛书：急救自救知识手册
DAZHONG KEPU XILIE CONGSHU: JIJIU ZIJIU ZHISHI SHOUCE

出版发行		贵州科技出版社
地	址	贵阳市中天会展城会展东路A座（邮政编码：550081）
网	址	http://www.gzstph.com　http://www.gzkj.com.cn
出 版 人		朱文迅
经	销	全国各地新华书店
印	刷	贵州新华印务有限责任公司
版	次	2022年4月第1版
印	次	2022年4月第1次
字	数	90千字
印	张	3.75
开	本	889mm×1194mm 1/32
书	号	ISBN 978-7-5532-1036-0
定	价	30.00元

天猫旗舰店：http://gzkjcbs.tmall.com
京东专营店：https://mall.jd.com/index-10293347.html

《大众科普系列丛书：急救自救知识手册》

编 委 会

前言

FOREWORD

现代社会，各种意外伤害及自然灾害时有发生，不断影响和威胁着人们的正常生活。一些人因自我保护意识不强、防范能力较差，往往成为各种直接或间接伤害的受害者。惨痛的悲剧让我们深刻意识到：对大众进行系统的安全知识教育是十分有必要的。要让大众树立自护、自救观念，形成自护、自救意识，培养自护、自救能力，在遇到各种异常事故和危险时能够果断、正确地进行自护和自救。

为了更好地帮助人们有效应对各种不安全因素，向人们普及有关急救自救、交通出行、消防火灾、居家生活、野外出行、健康饮食、自然灾害、网络信息、校园生活等方面的安全知识，学习出现安全事故时的应急、自救方法等，我们经过精心策划，组织相关专业人员编写了这套丛书。

本丛书向人们提供了系统的安全避险、防灾减灾知识，并精选了近些年发生的安全事故及自然灾害事例，内容翔实，趣味性、实用性、可操作性强，可帮助人们在危险及灾害来临时从容自救和互救。本丛书旨在告诉人们，只要充分认识各种危险，了解各种灾害的特点、形成原因及主要危害，学习一些危险及灾害应急预防措施，就能够在危险及灾害来临时从容应对，成功逃生和避险。另外，本丛书可以帮助大家提升科学素养，弘扬科学精

1

神，营造讲科学、爱科学、学科学的良好氛围，切实提高科学知识普及率，使科学知识真正惠及千家万户。

我们衷心希望这套丛书成为保障大家安全的实用指南，为大家拥有平安快乐的生活、美好幸福的未来保驾护航！

由于丛书编写时间仓促，加上编者水平有限，书中难免存在疏漏及不当之处，欢迎读者朋友提出宝贵意见。

编委会

2021年12月

目 录
CONTENTS

第一章　意外事故的急救

一、烧伤急救

儿童多在家中发生意外事故，而烧伤是其中最常见的事故之一。对烧伤应积极采取措施加以预防，因为这类事故非常严重，并且可造成许多不良后果。

烧伤是指各种热力对机体的损伤，包括火焰烧伤、热金属和热液烫伤。烧伤很严重时可以伤及肌肉和肌腱。

大多数的烧伤由热引起，可能是火、太阳射线、很烫的液体或者物体。蒸汽、低温、电击、辐射，或者化学物质也可引起烧伤。

烧伤的严重程度及其后果取决于致伤物体的温

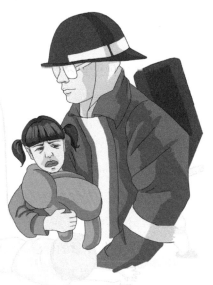

消防员救人

1

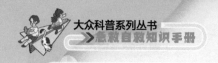

度，以及伤者与致伤物体接触的时间。

烧伤的严重程度同时还取决于烧伤的部位、范围、深度，以及烧伤者的年龄和健康状况。

根据烧伤的严重程度、部位和烧伤源的不同而采取不同的急救措施。小伤在家中即可处理，但比较严重的烧伤就需要到医院处理了。

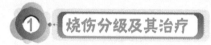

① 烧伤分级及其治疗

（1）Ⅰ度烧伤。

Ⅰ度烧伤仅涉及皮肤浅表，皮肤发红、干燥、疼痛、有灼伤感且稍微发炎。

如果烧伤并未涉及手、脚、面部或腹股沟区的大部分皮肤，可在家中进行如下治疗：

用湿巾冷敷，或者将烧伤部位浸到清洁的冷水当中，但水不要过冷。

将受伤部位放到水龙头下清洗，直到疼痛感消失，或者至少冲洗5 min。

让烧伤的孩子镇定下来，告诉他没什么可担心的。

将烧伤部位在水流中冲洗后，用无菌纱布、毛巾或者干净的布条盖好伤处。

受伤部位应避免按压或者摩擦。

受伤部位不能用乳霜，否则易导致感染。当皮肤冷却下来以后，可以使用少量的保湿霜涂抹。

可以用对乙酰氨基酚或布洛芬等止痛剂来缓解疼痛、消除炎症。

　　通常Ⅰ度烧伤无需进一步治疗即可痊愈。但是如果是大面积Ⅰ度烧伤，或伤者是儿童或老人时就应该请求医疗急救了，并核查伤者是否注射过破伤风疫苗。

　　（2）Ⅱ度烧伤。

　　Ⅱ度烧伤损毁表皮及真皮，皮肤疼痛、发红，出现水疱，起脓疱且皮肤脱落。

　　Ⅱ度烧伤处理措施：

　　用湿毛巾冷敷，或将患处浸于干净的冷水中，注意水不要过冷。

　　将患处放到自来水下冲洗至少10 min或直到疼痛感消失。

　　将烧伤部位放在水流中冲洗一定时间以后，用无菌纱布、毛巾或者干净的布条覆盖患处。

　　不要碰水疱。

　　不要涂抹乳霜，否则会引起感染。

　　好好安抚害怕的孩子。

　　如果伤处直径超过5 cm，寻求医疗救助。

　　（3）Ⅲ度烧伤。

　　Ⅲ度烧伤损毁的是更深层的皮肤组织，使皮肤变色，呈现白色、黄色，甚至黑色。由于神经末梢受损而使皮肤的感觉丧失，皮肤皱缩、干燥，且呈黄褐色，还可能出现组织水肿的现象。

　　Ⅲ度烧伤处理措施：

　　Ⅲ度烧伤面积过大时会危及生命，此时需立刻进行医疗救助。

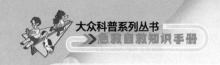
在急诊室，急救医生要保证患者呼吸畅通，检查有无其他危及生命的损伤，及时补液并注意防止感染。

（4）化学烧伤。

化学灼伤非常危险，因为它可以穿透皮肤，损伤肌肉、神经、肌腱及其他重要的组织。这种类型的灼伤是急需处理的最复杂的紧急事件之一。

生活中不同领域存在的化学制品种类繁多。据统计，在工业、农业和日常生活中人们可能接触到约25 000种可引起灼伤的化学品。

大多数的化学灼伤是偶然发生的，且绝大多数的病例只造成小损伤，在家中即可处理。如果非常严重必须由医生处理。

化学烧伤的处理措施：

清除危险化学品，将患处放到水龙头下冲洗20 min，彻底冲洗掉危险化学品，并将沾有危险化学品的衣服或首饰脱下。

微小的化学灼伤无需进一步治疗即可痊愈。

如果化学灼伤伤及患者的手、脚、面部、腹股沟、皮肤褶皱处或一些重要关节，此时应当脱掉患者的衣物，朝患处不停地泼冷水，然后迅速将患者送往最近的医院，或者直接叫救护车。

2 预防烧伤的建议

尽可能在热的物体周围放置保护措施，使用把手绝缘良好且没有损坏的器具，在移动热的物体或火炉时使用绝缘手套。

为防止烹饪时发生迸溅，要盖上锅盖。使用火炉或燃烧器时，操作者要与其保持适当距离。不要将滚烫的食物端上餐桌。在厨房煮饭时怀里不要抱着孩子。

不要让儿童进厨房或烧烤处；不要让儿童玩火柴或打火机；小心处理焰火，不要让儿童接触到它们。

用家具把电源插座挡住；保持电线和电器状态良好；不要随意使用外延电线，不要让插座超载。

二、触电事故急救

在日常生活领域的很多方面，电力设备的应用正不断增加，这就需要我们熟悉一些用电的基本知识。电给我们带来了无数好处，但是也会给我们带来一些意外伤害。

电流通过人体构成闭合回路会对人体造成电击伤害。

1 电击伤害类型

（1）电灼伤。

这是由电流的热效应引起的，这种伤害十分危险。因为电流会通过全身组织，其热量会导致组织损伤。

（2）痉挛效应。

电流会导致细胞过度兴奋，肌肉剧烈收缩，从而导致骨折和关节脱位。

（3）死亡。

电击会引起呼吸衰竭和心力衰竭。

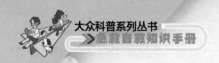

❷ 电击伤害的应对方法

立刻呼叫紧急医疗救援。

在接触触电者之前应切断电源，切断家庭供电系统或者呼叫供电公司。

无法切断电源时，应使用绝缘材料如橡胶手套或者木头来保护自己不触电。如触电者仍在触电，不要碰他。

如触电者的衣服着火，不要用水扑灭，应使用毯子或者衣服扑灭。

使用肥皂水洗净双手后，在电灼伤部位敷无菌纱布，不可直接接触患处。如果触电者停止了呼吸，应实施心肺复苏。

三、游泳溺水急救

夏季，人们经常去海边和游泳池游泳，这不仅可以解暑，还能锻炼身体，但必须警惕游泳引发的危险。

❶ 溺水救治

每年有成千上万的人死于溺水，这是所有游泳者都面临的危险，不管他是否有着丰富的游泳经验。

据统计，在海里和在游泳池中发生溺水的概率相同，主要的受害者是儿童。

造成溺水的原因很多，最常见的原因是游泳时间太长引起肌肉疲劳和痉挛。

如果看到有人溺水时应当立即呼唤救生员或周围人帮助。

如果水深，靠你自己不能够达到溺水者的位置，可请其他的游泳者帮忙，组成一条人链，达到溺水者所在的位置。

将溺水者救上岸后可实施心肺复苏。开始之前，先检查溺水者的呼吸道是否通畅，有无异物阻塞，并使其头后仰以避免舌头阻塞喉咙。

❷ 游泳池中及沙滩上的卫生建议

当患有肠道疾病时，不要到海边或游泳池中游泳，因为腹泻会引起疾病的传播。

不要吞咽海水或池水，或让水进入口腔。

在沙滩上或者游泳池中不要与他人共享毛巾。

帮助保持沙滩和游泳池的清洁，使用垃圾桶或者废弃物容器。在沙滩上使用一次性的烟灰缸。

如果你患有传染性疾病，不要去海边或游泳池游泳，以免造成他人的感染。

不建议在游泳池中进食，要在专门的进餐场所进食。

在室外穿的鞋子不要穿着在游泳池场内走动。

不要带动物进入游泳池。

在游泳池中要戴泳镜，以避免池水中的氯气损伤眼睛。

在游泳池中要戴泳帽，尤其是当你有一头长发时。

穿橡胶底的鞋在游泳池边行走可避免在湿的地面上滑倒。

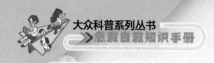

四、食物中毒急救

当人摄入被细菌或对身体有毒的物质所污染的食物时就会发生食物中毒。引起食物中毒的细菌主要有大肠杆菌、金黄色葡萄球菌和沙门菌。

遵循基本的清洁步骤来正确地处理食物可以有效地防止由于食物污染引起的食物中毒。

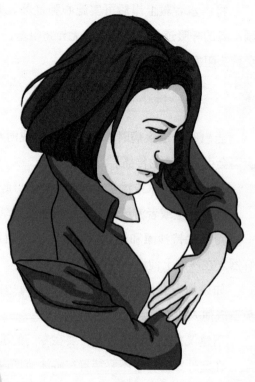

腹痛

 食物中毒表现

（1）发热。

发热是身体发出的提示病原体正在攻击身体组织的信号。在食物中毒时，受攻击的组织是消化系统。如果怀疑患者为食物中毒，就需要用体温计为其测量体温。

（2）腹泻。

食物中毒时，会有非常严重的腹泻，如果任其进一步发展，就会出现便血。

（3）呕吐。

呕吐是身体发出的另一个警示信号。

（4）其他症状。

毒素会入侵中枢神经系统引起头痛、恶心、情绪失控等症状。

如果患者的症状仅是发热，就无法判断这是感染引起的发热还是中毒引起的发热。

② 食物中毒的应对方法

（1）发热。

如果是轻度发热，最好让其按自然过程发展，因为体温升高有助于清除体内引起中毒的病原体；如出现伴有食物中毒其他症状的高热时，应当咨询医生。

（2）腹泻和呕吐。

腹泻和呕吐会使患者丢失大量的液体，极易造成脱水，为防止脱水，应让患者少量摄入液体（水、果汁、清汤）。

注意不要大量喝水，否则会使胃部膨胀而引起进一步的呕吐。如果患者同时有腹泻和呕吐症状，应尽快将其送到最近的医院或急救中心进行处理。

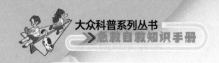

五、跌伤急救

人们很容易受伤，这与年龄无关，儿童、青少年或成年人都可能受伤。常见的伤害包括跌打伤、扭伤、骨折和脱位。这种对骨骼肌肉结构的损伤会导致人体虚弱并引起疼痛。危险的程度取决于受伤程度及是否获得恰当的专业处理。

① 跌打伤抢救

跌打伤是因各种外力作用而致的软组织损伤。跌打伤的严重程度取决于受伤部位。

（1）跌打伤的类型。

跌打伤可分为两种。

轻微跌打伤：这种损伤在浅表部位，只会导致小血管的破裂，表现为血肿（血液在皮下积聚）、受伤部位发红。

严重跌打伤：受伤严重会导致大血管破裂，肌肉、神经、骨骼也可能受影响。

（2）跌打伤的应对方法。

首先要镇痛，将冰袋敷于受伤部位大约 15 min，但不要将冰块直接放在皮肤上。

固定受伤部位。

如果有外伤，用清水清洗。不要用乳膏，要用乙醇（酒精）或碘酒给伤口消毒。

如果没有外伤，将抗炎镇痛药膏涂抹到患处。

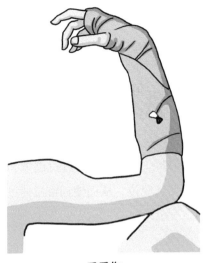

手受伤

如果跌打伤很严重，且发生在腿上，则将腿部抬高几小时。

不要用力按摩或者揉搓患处。

不要引流或者挤压血肿。

跌打伤出现48 min后，可以将冰袋拿下，对患处进行热敷。

可口服对乙酰氨基酚或布洛芬止痛，但是不要用阿司匹林（其可扩大血肿的面积）。

如果持续疼痛并且无法挪动受伤部位，要去看医生。

（3）跌打伤的预防。

因为无法预料什么时候会受到打击或碰撞，所以跌打伤很难预防。然而，我们可以将家中的房间进行整理，以适合不同的人居住，这对于老年人来说非常重要。

老年人房间中的布置与用品应符合以下一系列的安全要求：

使用防滑地板，将地毯固定好防止意外滑倒跌伤。

穿橡胶底的鞋，保护脚部。

在楼梯上装上扶手。

起居室要有充足的照明。

房内高低不平时，台阶一定要非常清晰。

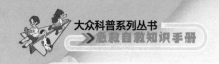
② 关节脱位抢救

关节脱位是指由于骨连结处的韧带拉伸过度，导致骨的移位。每个关节都有可能发生脱位，但是有些关节更容易一些。关节脱位最常发生于肩关节、肘关节、腕关节、膝关节和手指关节等处。

通常关节脱位是由于突然运动、重击、肌肉负荷过重和疲劳引起的。反关节运动易引起关节脱位，从而使韧带拉伸过度而最终导致撕裂。

（1）关节脱位的症状。

首先出现的是剧烈疼痛，并伴有肿胀。

无法移动关节或关节活动受限，严重时，可直接看到关节移位。剧烈的疼痛可引起昏厥，随后症状消失。

（2）关节脱位的应对方法。

一般来说，不要触碰关节脱位的部位，要尽快到医院寻求医疗救护，同时，遵循以下步骤：

在患处敷冰袋。

如果关节已经复位，轻轻用绷带固定，不要挤压。

不要揉搓患处。

不要自己试图将关节复位。

不要让关节脱位部位受压。

③ 扭伤抢救

当关节周围的韧带部分或全部断裂时，就构成了扭伤。扭伤约占所有运动伤的15%，最常发生于踝关节和腕关节。

（1）扭伤的类型。

一级扭伤，或称部分性扭伤，关节的韧带只是过度牵拉，仅有少数纤维断裂。

二级扭伤，或称完全性扭伤，韧带完全断裂。

三级扭伤，韧带断裂伴随关节脱位。

（2）扭伤的应对方法。

在患处敷冰袋，但不要直接将冰袋贴在皮肤上。

患侧肢体不要活动。

将患者就近送急诊。

4 骨折抢救

骨折是直接或间接暴力作用于骨导致的骨断裂。骨折通常会伴有周围软组织的损伤。骨折一般是由于暴力引起的，但是也有一些是病理性骨折，即机体存在某种疾病，使骨无须外力打击即发生骨折。这种骨折经常发生在老年人身上，因为随着年龄的增长，他们的骨质会变得非常脆弱。

（1）骨折类型。

闭合性骨折：骨发生断裂，但皮肤未受影响。

开放性骨折：骨发生断裂，断骨穿透皮肤，引起皮肤的伤口，同时还可能引起出血和感染。

（2）骨折症状。

剧烈疼痛。疼痛通常出现于骨折的部位，在试图移动受伤肢体或向骨折部位施加轻微的压力时，疼痛加剧。

因为骨折本身和随之而来的疼痛，患者将无法移动患侧肢体。

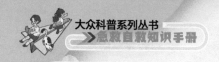

由于断骨两端相互摩擦，会产生一种骨擦音。

患肢变形和肿胀。血肿是由骨折处的血管破裂出血而引起的。

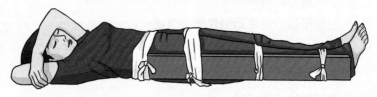

骨折患者

发热，常见于年轻人和严重骨折的患者，并不伴有任何感染的存在。发热也可在机体吸收血肿的过程中出现。

（3）骨折的应对方法。

绝大多数骨折的治疗是令人满意的，并且可以完全恢复。骨折时不能活动患肢，而且必须遵循下列建议：

在患肢敷冰袋以缓解疼痛。

保证患者的姿势绝对舒适，不可以有任何移动。

不要自己试图将骨复位。

解松患者的衣服，但不要脱下来，这应由专业人士来操作。

将患者就近送急诊，可以叫救护车，也可以自己开车送，途中注意用夹板固定患肢。

如果可能，复合型骨折应用流水冲洗，并用消毒纱布覆盖患处。

不要移动骨折部位。

六、喉部及食管异物急救

意外地吞食异物潜藏着极大的危险，这种情况常发生于家中，有时甚至会引起儿童的死亡。避免这种情况的发生显然比处理它的后果容易得多，所以我们要遵循一些安全规则来避免不幸的发生，尤其是对较小的儿童应提前教育。

异物是指某些可通过孔道进入体内的物质，例如骨头或者干果皮。异物入侵带来的严重性差异很大，从轻微的局部反应到致命伤害都有可能发生。

异物入侵体内更常见于患有精神疾病的人、哺育期婴儿、神经系统疾病影响吞咽动作的患者及癫痫患者。

尽管成人也可能出现这种情况，但3岁以下的儿童却是最常见的受害者，因为他们在3岁之前对什么物品都充满好奇，什么都想放到嘴里尝尝。另外，由于他们的牙齿尚未发育完全，不能将食物充分咀嚼，因而更倾向于把食物整个吞下去。

1 常卡异物的部位

口和喉经常是较小的异物，例如骨头碎片、鱼刺、牙刷毛、缝纫针、大头针、硬币、木头和玻璃碎片等，容易进入的通道，这些异物常会黏附在扁桃体、舌根部或是咽侧壁上。

个头比较大的或边缘尖锐、带有点状突起的异物常会卡在喉部。

干果、针、钉子、纽扣、硬币、小橡皮球、食用豆子、

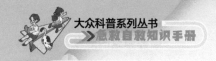
塑料碎片等常常会进入气管和支气管。通常这些物品会暂时停留在右主支气管，因为右主支气管与气管所形成的角度比较小。

异物也可以到达消化道。如3岁以下的儿童常会吞下硬币、小玩具、玩具碎片等。

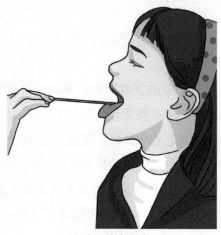

医生取喉部异物

② 卡异物的症状

如口腔或咽部有异物，吞咽会有痛感，从轻度疼痛到严重疼痛，甚至在一些情况下会极度疼痛。

喉部有异物会诱发咳嗽、喉部穿孔及吞咽困难，有些还会引起孩子呼吸困难，大型异物会导致窒息。

气管或支气管有异物会引起咳嗽、间歇性或者持久性呼吸困难、疼痛、皮肤发绀。如果异物完全阻塞呼吸道，患者将出现生命危险。

如发现有人窒息或者呼吸困难，应立刻采取海姆立克急救法。

③ 卡异物的应对方法

发现孩子嘴里含着东西，不要大喊大叫，要保持平静。冲孩子大喊大叫会吓着孩子，他们会把嘴里的东西不由自主地咽下去。不建议将手指伸到孩子的口中取异物。最好是和气平静地让孩子把嘴里的东西吐出来。

如果有异物在喉部,应该去急诊室让医生用内窥镜取出;如果异物很小,有时候咳嗽就能将其咳出。

如果异物停留在气管中或支气管中时间太久,并且呼吸道出现了炎症或者咳嗽伴血,就必须去急诊室用内窥镜取出。

如果孩子吞下什么东西后没有呼吸困难,就说明异物已经通过食管了。要是再给他一些食物孩子没有呕吐的话,说明异物已经到达胃了,这就没什么好担心的了,只要去儿科医生那里把情况说明一下就行了。

④ 卡异物的预防

保证婴儿和幼小的儿童远离微小物品,例如硬币等,防止他们将其放进嘴里。

不要让孩子嘴里含着食物时跑动、哭闹或者说笑。

不要让孩子吃小东西,像花生或爆米花。

不允许年龄小的儿童玩气球,它是极度危险的玩具之一。

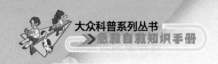

第二章　人体常见疾病急救自救

一、突发疾病抢救

在紧急情况发生时，首先要对伤者实施救护。为挽救伤者的生命，将受伤的可能性或者事故后期的消极影响减小到最低程度，避免生理和心理上的并发症，一旦发生紧急事故，在采取行动之前首先要通过以下4个步骤：

保持镇定，权衡轻重。

若是单独一人，应大声呼救，求助周边其他人帮忙。

首先帮助伤者脱离险境，再进行抢救。

确定伤者的人数及受伤程度，实行人道主义救助。

1 紧急情况下应该做的

毫无疑问，进行急救是明智的做法，应当采取紧急措施，遵照PAA（保护、报警、援助）的原则实施救助。

2 紧急情况下不该做的

不要移动伤者，除非十分必要（例如伤者处于一个非常危险的地方）。移动伤者时，应避免行为粗暴或不必要的行为。若伤者可能有骨折时不要移动他，尤其是存在脊柱或颅脑损伤时，应让伤者保持平卧姿势。

若伤者昏迷，不要摇晃他，在医护人员到达之前，不要离开现场；不要用手、嘴或任何未经消毒的物品接触伤口，若必须接触，且有条件的情况下，在任何时候都要使用消毒纱布；不要碰触或清除血凝块，不要用急救绷带直接缠绕伤口处；不要用乙醇（酒精）擦拭伤者身体的任何部位。

③ 急救的基本规则

急救的目的在于：在确保伤者的状况不发生恶化的情况下，尽量使伤者的病情有所改善。因此，为了避免行动失误和伤者状况恶化，了解一些急救的基本原则是十分必要的。

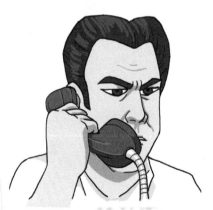

打120急救电话

有其他人在场时，让会急救的人施救，同时打120急救电话叫救护车；单独一人在场时，必须根据伤者的情况采取如下措施：

（1）检查伤者是否有出血。

若伤者呕吐过，并且确定没有颅骨、颈部及脊柱的骨折时，可将其头偏向一侧以使呼吸畅通。

（2）不省人事，无脉搏和呼吸。

这时伤者复苏的概率很小，应打电话叫救护车，然后施行人工呼吸和心肺复苏。

（3）不省人事，无呼吸，但有脉搏。

先做10次口对口人工呼吸，然后叫救护车，接着继续人工呼吸。

（4）不省人事，有呼吸和脉搏。

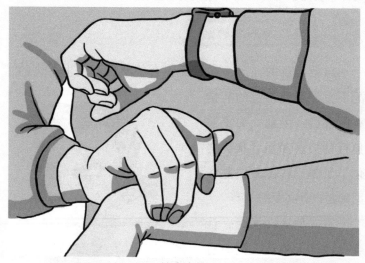

检查脉搏

把伤者安置成侧卧式并使伤者的气管保持畅通，注意防止舌头堵住气管。若伤者背部或颈部受伤，就不要移动他，等专业人员来救治。

（5）有知觉，有呼吸和脉搏。

护理伤者。如有需要寻求协助。

（6）检查瞳孔对光反射。

当用光照射人的眼睛时，人的瞳孔会缩小。如果伤者瞳孔对光反射消失，则是心脏停止跳动的征象；如果在照射之前瞳孔已缩小，证明存在脑的损伤。

（7）查看肢体反射作用。

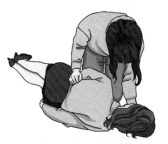

把伤者安置成侧卧式

用手掐一下伤者的大腿，如果没有任何反应，则说明伤者已经处于深度昏迷状态。

二、皮炎诊治

皮炎有很多诱因，因为皮肤是首先和外界事物或病原体相接触的器官。炎症的严重程度随病因的不同而有所不同，但是，一般来说，正确及时处理可短时间内使炎症痊愈。一定要保持炎症部位的清洁，因为它们有些是具有感染性的。

皮炎会引起皮肤颜色与质地的改变，这些改变以不同的形式和大小表现出来，有时是环形，有时是斑块，有时是有刺痛感的水疱或者是皮肤变粗糙。

多数皮炎不是很严重，短时间内即可痊愈，但有些需要医疗处理。

1 皮炎的诱因

由一些与皮肤发生直接接触的物质所引起，如化学产品、乳胶、化妆品等。

压力、疲劳和极端温度可以导致脂溢性皮炎，表现为红斑和皮肤颜色变浅。

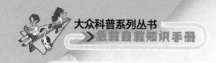

对某些药物过敏。

儿童疾病，例如水痘、麻疹和风疹通常也会伴有皮肤炎症。

 皮炎的应对方法

多数皮炎可用无刺激性的皮炎霜治愈。

皮炎发作时，涂抹糖皮质激素药膏对皮肤炎症具有抚慰作用，最好到药房中购买一些。

如果皮炎非常严重，皮肤红肿且极端敏感，要立刻去看医生，因为这可能是某种感染的特征。

如果是压力等引起的脂溢性皮炎，建议做一些放松性训练，如做瑜伽、冥想或打太极。

如果孩子得了麻疹、风疹、水痘或其他一些儿童时期好发的可引起皮炎的疾病，应当经常清洁双手，以预防病原体的传播。要记住，不论是哪种病状，一定要保持严格的卫生习惯，即便是皮肤瘙痒也不要抓挠皮肤，不要使用肥皂清洗皮肤，应到药店购买专用的皮肤清洗剂。

不要在炎症部位使用乳膏或紧肤水等化妆品，应用微温的水来清

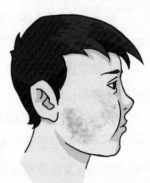

风疹

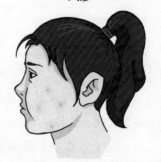

水痘

洁皮肤，不要用力揉搓，要轻轻拍打，尽可能地让炎症部位暴露于空气中。

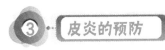

3 **皮炎的预防**

为避免由接种疫苗，例如水痘、风疹、流行性腮腺炎或麻疹等疫苗而引起的皮肤炎症，需要严格按照时间表为孩子接种。

如果发现接触某种刺激性物品后皮肤出现了炎症，应尽量避免再次接触。

三、咳嗽急救

咳嗽是一种用力地呼气反射，以排除呼吸道中的分泌物和异物，这是一种常见症状，也是人们看医生的常见主诉。但是剧烈咳嗽常常预示着身体潜在的某些疾病，剧烈咳嗽突然发作，由感冒、流感或上呼吸道感染引起；慢性咳嗽持续2周以上，常由烟草或某些过敏原引起。

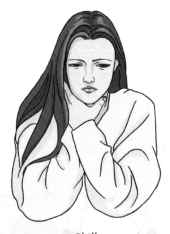

咳嗽

根据是否有痰或者咳嗽的持续时间，可以从两个方面来描述咳嗽。干咳只是排出气体，而排出性咳嗽会伴有痰液的咳出。

咳嗽是一种防御机制，可保护呼吸道，从而使呼吸畅通。

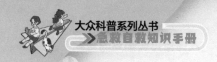

① 咳嗽的诱因

咳嗽的诱因很多，以下为主要的几种：

寒冷、感冒或流感。

鼻部、耳部和咽喉部的疾病。

肺部感染，如肺炎和急性支气管炎。

慢性肺部疾病，如哮喘和慢性支气管炎。

外耳道疾病。

胃食管反流。

偶发诱因，例如气管吸入异物或吸烟等。

② 咳嗽的应对方法

咳嗽会导致患者情绪焦虑，首先建议患者放松，并做深呼吸、吞咽唾液。

如果患者的咽喉部有刺痛感，可以服用治疗咳嗽的滴液或糖丸，但是不要给3岁以下的儿童吃，以防窒息。这些药物中应含蜂蜜和草药，以润滑咽喉部。薄荷制剂会导致患者焦躁，应避免使用。

如果是寒冷引起的咳嗽，黏液会从鼻腔流至喉部，激发咳嗽；夜间仰卧睡眠时会使情况恶化，所以晚上多垫个枕头将头部抬高是有帮助的。多喝水稀释黏液以利于其排出。

用热水冲服一羹匙蜂蜜或喝一杯温水都有助于缓解喉部的炎症。

甘草糖有镇咳和祛痰的功效，能够平喘、平息呼吸道痉挛。

四、过敏急救

过敏是身体对过敏原的不适应的反应。过敏会导致变应性鼻炎和哮喘等疾病。遵循一定原则可有效减少家中过敏的发生概率。

过敏原是指可以使身体致敏并触发变态反应的物质。

1 过敏的主要症状

根据过敏原和身体的敏感度不同，出现的症状也不同。

过敏性结膜炎：流眼泪、眼睛发痒。

鼻炎：流鼻涕、鼻子发痒、打喷嚏、鼻塞。

风疹、皮炎：皮肤刺痛、发红、水肿、有红斑。

支气管哮喘：支气管喘息、咳嗽、呼吸困难。

变态反应：全身发痒、呼吸困难、皮肤发红、恶心。

2 过敏的应对方法

如果怀疑自己有变态反应，可咨询医生，医生会通过相关的测试来查找过敏原，并指导你采取相应措施进行预防。

抗组胺药物可以减轻流鼻涕和结膜炎等主要症状，它对所有的变态反应都有效，第二代的抗组胺药物不会引起不适（第一代的抗组胺药物会引起昏睡等症状）。抗组胺药物有胶囊、乳膏、鼻喷剂和眼药水等。

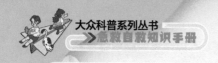
五、眩晕、昏厥急救

眩晕、昏厥常瞬间发生，可能为某些潜伏疾病的征兆（如心脏病），但也有可能是由于强烈的情绪所导致。通常不会导致并发症，症状几分钟之内就会消失。但是如果重复发作，就应该咨询医生查出原因了。

昏厥是指突然发生的、短暂的（一般在2 min以内）意识丧失状态，是由于脑部缺血引起氧供应不足所致。

昏厥通常发生在坐着或者站立时，一般不会在躺着的时候发生，但是从躺着的位置突然站起来时就会出现昏厥的现象。

当头偏向一侧时突然眩晕，这可能意味着颈部的骨骼阻碍了动脉内的血液流入大脑，此时应立刻求助医生。

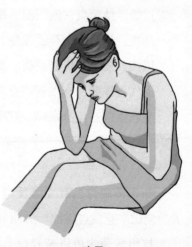

眩晕

血糖过低会导致眩晕，常见于糖尿病患者，但也可见于正常人长时间未进食的情况。

女性低血压会更容易眩晕。

其他一些严重疾病，如心脏病和癫痫发作都可以引起眩晕。

有些药物具有导致眩晕的不良反应。如果怀疑眩晕是由于服用这些药物造成的，应咨询医生。

小便或咳嗽也会导致眩晕，这是比较少见的情况，因为这可能使大脑的供血突然中断。如果这种情况重复出现，应咨询医生。

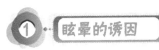

1 · 眩晕的诱因

如果没有潜在疾病，95％的眩晕原因不明，剩下5％是心脏病引起的。

最常见的诱因有：恐惧、疼痛、压力大、过热、过疲劳。

即将出现眩晕等的征兆是：

患者突然感到虚弱和恶心。

坐着的人会突然感到即将从椅子或者床上摔下去。

胃部难受。

面色苍白。

出冷汗。

视线模糊。

失去意识。

呼吸变浅。

脉搏微弱。

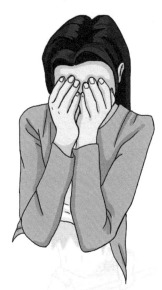

坐着的人感到头晕

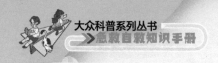

② 眩晕、昏厥的应对方法

如发现有人眩晕，应让他坐下或躺下，将他的头偏向一侧，避免呕吐时发生窒息，将他的脚抬高到心脏平面30 cm以上；如意识到自己要晕倒，应立即告诉身边的人，到椅子或床上坐好，尽量不要碰撞到身边的任何东西。

患者应在安静凉爽的环境中至少躺10 min，将窗子打开，但应避免阳光直射。

如没有足够的空间让患者伸展，就让他的身体前倾，将头放在两膝盖之间，达腹部或腰部水平。

检查患者的呼吸道，核查口中有无阻塞呼吸道的物品。

核查脉搏。

必要情况下实施心肺复苏。

如果昏厥的人身体很健康，只是偶然出现这种情况，则没必要紧张或者叫医生，因为昏厥是一个很常见的现象，不需处理很快就可以恢复。

心脏病、糖尿病和高血压患者发生了昏厥，最好是叫医生。

如果昏厥者受伤或者跌倒，尤其昏厥者是老年人时，应立刻叫医生，因为这可能会出现骨折。

六、脑膜炎急救

脑膜炎是指覆盖于由脑和脊髓组成的中枢神经系统表面的被膜发炎，通常由病毒感染引起。通常3～8个月的婴儿容易感染，我国人群平均感染率为1/10万。脑膜炎具有传染性，但是必须与患者密切接触才可能被传染。

脑和脊髓被结缔组织覆盖，即脑膜。脑膜分3层，从内向外分别是：软脑膜、蛛网膜和硬脑膜。脑膜的作用是保护脑和血管，脑膜之间有脑脊液。

如果怀疑家庭里的某个成员可能感染了脑膜炎，应立刻进行医疗护理。脑膜炎患者必须住院治疗，静脉滴注抗生素及其他药物，医务人员和患者家属应密切监护患者的健康状况。

患者回家后，整个房子必须严格保持卫生清洁。

咳嗽和打喷嚏时要掩住口鼻，尽量减少和患者的身体接触，勤洗手，不要和患者共享餐具。

七、哮喘急救

辨认哮喘的症状及哮喘发作的一些先兆可以有效地控制哮喘，防止哮喘对日常生活造成干扰。

哮喘可发作于任何年龄段，是非传染性疾病。但通常城市居住儿童比乡村居住儿童更易患上哮喘。

哮喘是慢性呼吸系统疾病，由呼吸道炎症所引起。哮喘的诱因很多，例如花粉、尘螨、烟草的烟雾或冷空气。呼吸道

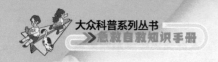

反应可导致在炎症发生的同时引起黏液分泌增多。

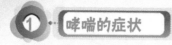
① 哮喘的症状

哮喘症状由呼吸道的肌肉收缩引起，包括：

气喘。突然发作，夜间和清晨加重，锻炼期间或接触冷空气时也会加重，使用支气管扩张剂症状明显好转。

咳嗽。伴有或不伴有咳痰。

呼吸困难，带有哮鸣音，在运动或呼吸加速时症状加重。

睡眠困难。

胸部肌肉收缩。也就是说，呼吸时肋间肌收缩。

脉搏急促，每分钟90次以上。

面部呈紫蓝色。

② 哮喘的应对方法

如果碰到哮喘的诱因，须远离，并服用医生为你开的治疗哮喘的药物，休息1 h，直到确信呼吸状况已有所改善。

哮喘治疗的目的是应用各种药物控制呼吸道炎症。

长效控制类药物：哮喘发作时并不用这些药物，它们的作用是预防发作及延长两次发作之间的间隔时间。主要包括：抗炎药物、类固醇吸入剂。

短效控制类药物：哮喘发作时使用，包括短效的支气管扩张剂。

静脉滴注和口服的类固醇类药物：适用于哮喘严重发作的病例，视患者的严重程度可用于预防其发作，必要时用于治

off

疗其发作。

哮喘严重发作时需由专业人士来处理，因为此时患者需住院接受吸氧及静脉滴注药物治疗。

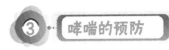

3 哮喘的预防

通过采取一系列措施控制哮喘，将其发作的间隔期延长。

仔细查看周围环境，找出诱因。最常见的诱因为过敏原，例如尘螨、宠物、花粉、真菌、一些药物及蟑螂；常见的感冒或流感也可诱发哮喘发作；烟草的烟雾、空气清新剂、涂料、发胶及一些香水也可诱发哮喘；锻炼、吸入冷空气或气温骤降也可引起哮喘。

发现哮喘发作的先兆。通常呼吸道炎症是逐渐发生的，因而难以觉察，有可能呼吸正常但哮喘即将发作。要注意孩子的细微症状，例如呼吸频率、精神状态或面部表情的变化，这些都有助于发现哮喘发作的先兆。

及时服用医生开出的药物。这些针对症状和病因治疗哮喘的药物可有效地控制病情，几乎对所有的患者都有作用。

八、心绞痛急救

心绞痛是发生在前胸正中、胸骨后部的一种不适感。典型的心绞痛多在体力劳动或情绪激动时突然发作。患者有紧闷或压迫样感觉，有时可放射到颈咽部或左肩与左臂。每次发作时间一至数分钟，休息或口含硝酸甘油片可以很快缓解。

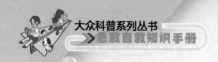

心绞痛是冠状动脉血供不足，心肌暂时缺血、缺氧所引起的临床综合征。在正常状况下，供应心脏血液的冠状动脉能够满足心脏增加供血的需要，但如果患有冠状动脉疾病或高血压，冠状动脉的这种能力就受到了限制。另外，其他一些少见的心绞痛病因有主动脉窄狭、贫血及甲状腺功能亢进。

心绞痛是种常见疾病。男性发生心绞痛常在30岁之后，而且几乎都是冠状动脉疾病引起的；女性发生心绞痛常常是在晚年时期，但女性发生心绞痛还有其他一些原因，如贫血。

① 心绞痛的症状

典型心绞痛常突然发生，多在体力活动、情绪激动、饱餐或受寒时发作，疼痛部位在胸骨后或心前区，疼痛较剧烈，伴有憋闷窒息感及面色苍白出冷汗等；不典型心绞痛常于休息或睡眠时发作，疼痛可在牙床、咽部、上腹部或足跟部，发作时可有胸部憋闷不适。出现上述症状而无原因者，应想到心绞痛的可能。

心绞痛是一种钝而沉重的压榨性的疼痛，活动时显得很明显，停止活动则缓解了。在较少见的情况下，这种疼痛会发生在双臂、手腕或头部。

② 心绞痛的应对方法

心绞痛发作持续5 min以上，应去医院检查。有些心绞痛是可以治疗的，服药会减轻不适感。停止活动后，如果胸腔疼痛发作次数急速增多，或是情况愈来愈严重，发作时间愈来愈长，则表示病情已经非常严重，有生命危险。

对心绞痛患者，医生会进行血样检验，看看是否患了甲状腺功能亢进、贫血或其他一些造成胸腔疼痛的疾病；进行尿液检查以确定患者是否有糖尿病，因为患糖尿病的人特别容易患心脏疾病。

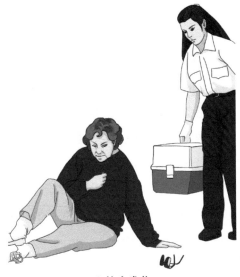

心绞痛发作

确定了造成心绞痛的潜在疾病后，医生会设法治好这种疾病，如果治疗有效，心绞痛就会消失或缓和一些。不过，造成心绞痛的潜在疾病经常是冠状动脉疾病，这种病是无法"治愈"的，医生会想办法防止它发展，并使心绞痛造成的不适感及种种症状缓解一些。

许多药物都能控制或防止心绞痛，医生最常使用的一种药物是硝酸甘油，作用极其迅速。

③ 心绞痛的自我救护

一旦出现心绞痛必须就地休息，坐下或躺下，保持冷静亦十分重要，可迅速含硝酸甘油于舌下，一般2～5 min后再含一片。口服冠心苏合丸或速效救心丸等亦可，安定类药物也可以缓解激动和惊慌。

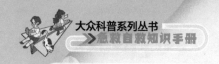

九、风湿性心脏病急救

风湿性心脏病是风湿热活动累及心脏造成的心脏病变。此病患者中女性多于男性。

风湿性心脏病主要诊断依据为：

特殊心脏杂音。

从体格检查、心电图、X线片了解心脏的情况。

从体格检查、病史、化验结果了解有无风湿热。

 风湿性心脏病的类型及症状

本病最常见的类型是二尖瓣病变和主动脉瓣病变。

（1）二尖瓣病变症状。

二尖瓣狭窄患者早期可胜任一般体力活动，但到后期会经常在活动后出现呼吸困难，严重者不能平卧，要采取坐位甚至立位；发绀见于颧部、口唇，称为二尖瓣面容；痰中带血，大口咯血或粉红色泡沫痰；颈部静脉怒张，肝肿大，下肢及全身水肿，表示该患者有心功能不全。

二尖瓣关闭不全，一般会出现左心室增大，轻度者可无症状，后期可出现气急、水肿、咳嗽等心功能不全症状。

（2）主动脉瓣病变症状。

主动脉瓣关闭不全，患者早期可无症状，晚期可有胸部疼痛、活动后气急，少数患者可发生昏厥。

主动脉瓣狭窄，轻度者可无症状，重度者可出现活动后气急、地昏厥甚至突然死亡。

晚期风湿性心脏病患者可发生心功能不全、心律失常、亚急性细菌性心内膜炎等并发症。

❷ 风湿性心脏病的应对方法

风湿性心脏病一旦确诊，就应该在医生的指导下进行规范的治疗。

患者应避免重体力劳动、剧烈的运动。

积极治疗心功能不全及去除各种诱因，尤其是风湿热活动。

瓣膜疾病可以进行手术治疗，如二尖瓣分离术和人工瓣膜置换术。

有心功能不全的女性不宜再生育，如已怀孕应及早终止妊娠。

坚持治疗上呼吸道的慢性病灶，积极预防呼吸道感染和链球菌感染，以避免风湿热的复发。

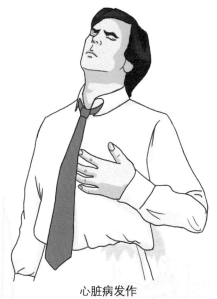

心脏病发作

❸ 风湿性心脏病发作时应如何处理

这种急症患者不会自行恢复，如果不进行心肺复苏，患者在疾病发作后几分钟内就会死亡。疾病发作时应采取以下措施：

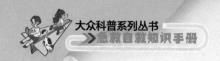
让患者坐下并且采取舒服姿势，尽量让患者放松，解开束缚患者的衣物，询问患者是否有心脏疾病，是否随身带有药物，如有，帮助患者服下。如果发作超过3 min，应立即呼叫紧急医疗救援。

如果患者的意识丧失，或患者为婴儿或失去意识的儿童，则宜实施心肺复苏，并呼叫紧急医疗救援。

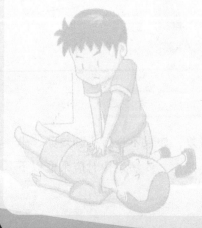

第三章　儿童疾病与意外伤害急救

一、呕　吐

呕吐是胃内容物通过口腔排出体外的现象，呕吐物可以是部分已经消化的食物，或者是不含食物的消化液。倘若呕吐物中偶尔出现血液就应该引起重视了，建议还是去看看医生。

1 呕吐的病因

（1）发热。

发热本身可引起呕吐，当发热和呕吐两者同时出现时需要监测病情，以排除像肺炎、脑膜炎，以及泌尿系统感染等严重的疾病。

（2）腹泻。

呕吐伴有发热和腹泻，常见于急性胃肠炎患者。

（3）腹痛。

腹痛可以是短暂的，也可见于严重的疾病，比如急性阑尾炎，因此，建议这种情况下去看医生。

（4）头痛。

头痛伴有呕吐和发热，可以是脑膜炎的一种征象，因

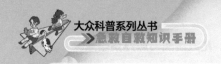

此，这种情况下的恰当做法就是去看医生。

（5）药物。

如果孩子正在服用某种药物，必须将药物可能引起肠道功能紊乱的情况考虑到，医生将会决定是否需要停用这种药物。

（6）丙酮酸味口臭。

当患者发热、呕吐，或者缺乏食物摄取时，机体可以产生大量的丙酮酸，这种酸本身即可引起呕吐，因而可造成一种恶性循环。

（7）倦怠、脸色苍白并冷汗淋漓。

这些症状是一种更为严重的肠道疾病开始的征兆，因此，需要立即去看医生。

2 看医生之前需要做什么

给孩子补充少量液体（水或天然果汁），避免脱水现象的发生，每5~10 min喝一汤勺液体。

如果呕吐伴有腹泻，更好的做法是用药店里所售的补盐液，而不是家庭自做的液体。

注意观察孩子，如果他能够耐受补充液体，就可以逐渐增加补液频率。

如果孩子仍然呕吐，停止补液1 h，较大的孩子停止的时间可以更长一些，然后，再开始每10 min补充1勺液体。

当孩子能够没有任何问题地摄入液体时，就可以让他少量吃饭了（但不能强迫他吃东西）。

3 **什么情况下应立即去看医生**

如果孩子尚不满 3 个月大，已经出现了2～3次哺乳后呕吐时。

当呕吐持续时。

当呕吐物中含有胆汁或血液或看上去呈咖啡渣样时。

当孩子看上去萎靡不振、嗜睡、极度干渴、眼睛凹陷、哭时无泪，以及尿量减少时。

当孩子有剧烈腹痛或头痛时。

二、发热

发热是体温升高超出正常范围的现象。体温会随着测定部位（腋窝、口腔、直肠或耳朵）及孩子年龄的不同而有所变化。体温计必须在腋窝内或腹股沟皱褶部位留置 5 min，这样测定的体温才是准确的。

1 **发热的病因**

尽管发热最常见的病因是感染，医生在确定发热的诊断和病因时仍需要考虑到许多其他的疾病。

（1）中暑。

当环境温度过高时，机体不能恰当地蒸发散热以致体温升高。

（2）激素水平紊乱。

甲状腺功能亢进、甲状腺毒症等可引起发热。

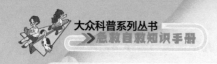
（3）肌肉运动效果。

体能锻炼、体育活动、癫痫发作等可引起体温升高。

（4）药物作用。

某些药物可以引起发热，正如某些疫苗接种时发热一样。

（5）其他病因。

比如最近摄入了过热或过冷的食物、身体出现瘀伤、有压力等。

② 去看医生之前需要做什么

保持舒适的室温，不要给患儿包裹太多的衣服。

发热的患儿需要饮用大量的液体或者饮水，但不要太勉强。

监测患儿的体温，按正常的剂量和医生推荐的用药间隔给患儿解热药（降温药）治疗发热症状（如果他不能耐受发热的话）。

温水擦浴或冷敷降温只能在很短的时间内维持效果。切忌用酒精或很冷的水冷敷。

帮助患儿翻身使他更舒适轻松地呼吸，保证他远离那些可能伤害到他的物品。

不要把任何东西放进患儿口中。

脱下孩子的衣服以助降温。如果患儿在最近 2 h内没有应用任何降温药物治疗，可以给他一枚解热栓剂降温。

③ 什么时候需立即去看医生

如果孩子不满3个月大。

当患儿出现嗜睡、倦怠、烦躁不安时。

当患儿出现惊厥发作时。

当患儿头痛并出现呕吐时。

当患儿出现呼吸困难时。

当患儿腋窝测量体温超过40.5℃时。

当患儿皮肤出现皮疹等异常时。

三、呼吸系统疾病

呼吸系统是一种复杂的空心网状结构，负责将空气以适宜的温度和湿度运送到肺泡，气体就是在这里同毛细血管相接触并扩散。儿童时期的一系列疾病（主要是感染性疾病），包括耳部疾病，都能够影响到这些组织结构。由于耳朵与呼吸道之间相通，耳朵的组织结构也同样会受到呼吸系统疾病的影响。由于儿童期这类疾病的发病频率高，并且每年易复发6~8次，因此其主要的疾病特点很值得我们了解。

 ① 上呼吸道感染

（1）感冒。

感冒是儿童中最常见的疾病之一，也是导致儿童就医和请假离校最多见的原因。

感冒可由200多种病毒（尤其是鼻病毒和冠状病毒）引

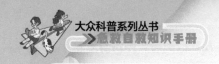

起，这些病毒可引起覆盖于上呼吸道表面的黏膜或组织发炎。

感冒的症状在患者同致病病毒接触后2~3天即可出现，能够持续大约1周。

婴儿的感冒症状包括鼻腔阻塞或流鼻涕、咽喉疼痛、烦躁不安、失眠，偶尔还会出现呕吐和腹泻。

年龄大一些的儿童感冒症状包括鼻腔阻塞或流鼻涕、咽喉疼痛、流泪、打喷嚏、轻度干咳、发热、全身肌肉酸痛、头痛及乏力。咳出的痰液起初比较稀，以后即变成黄色的黏痰。

普通的感冒同流行性感冒不同，流行性感冒是一种更为严重的疾病，发生并发症的危险性更高。

由于这两种疾病的某些症状很相似，因此对两者的鉴别很重要。

大多数儿童每年至少会患6次感冒，而学龄前儿童的发病频率甚至更高。

当孩子长到6岁以后，感冒的发病频率就会下降。

青少年每年会患2~4次感冒。

秋冬季节感冒的发病频率最高。

感冒在秋冬季节的发病率高可归因于以下因素：这段时期孩子们在密闭的室内环境中同其他孩子和大人们待的时间更长，同时，导致感冒的多种病毒在这种寒冷、干燥的环境中也更为活跃。

（2）鼻窦炎。

鼻窦炎是一种发生于鼻窦的化脓性炎症。

鼻窦炎的分类如下：急性鼻窦炎，病程持续时间不超过3周；亚急性鼻窦炎，病程持续时间在3周到3个月之间；慢性鼻窦炎，病程持续时间3个月以上。

通常鼻窦炎是由感冒引起的并发症或者感冒没有及时治愈所引起的。

鼻窦炎可引起鼻窦疼痛和局部阻塞、鼻腔充血、发热、头痛，甚至眩晕。对于该病最有效的诊断方法就是鼻旁窦的X线检查。

（3）咽炎。

咽炎以非常严重的喉咙疼痛为特征，其最常见的致病原因是病毒感染（45%～60%），当然，还可能是细菌感染（15%）或未知因素所致（25%～40%）。

病毒性咽炎可引起喉咙疼痛、干咳发痒、吞咽困难，而且有些患者还可能会出现发热并伴全身不适。如果后面所列举的这些症状很严重或持续时间超过了3天，该炎症很可能是由细菌感染所致。此时，你应该去看医生以确定感染的病因，以及需要应用哪类抗生素治疗。

细菌性咽炎，常常由溶血性链球菌引起，其特征性的症状就是喉咙非常疼痛、吞咽困难、高热、扁桃体和咽部表面覆有脓性分泌物，以及颈部淋巴结肿大。该病具有一些潜在的严重并发症，包括风湿热、肾功能紊乱及猩红热，均提示我们一旦怀疑到该病，即需要应用青霉素（或其衍生物）或

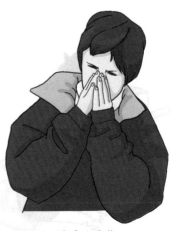

鼻窦炎发作

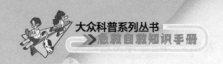
红霉素（对青霉素过敏者的替代药品）治疗。在开始抗生素治疗之前可能会需要先取咽部分泌物培养以明确导致发病的细菌种类。

（4）传染性单核细胞增多症。

该病是一种由EB病毒引起的感染性疾病，以发热、咽炎、颈部淋巴结肿大和脾脏肿大为特征，可见于儿童、青少年及年轻的成年人。

该病主要通过唾液传播，因此，这是一种可通过接吻传播的疾病。

该病的潜伏期（无症状）通常会持续1～2周，最值得引起注意的症状包括发热、倦怠、喉咙疼痛、肌肉疼痛及食欲不振。

该病最严重的症状（发热、淋巴结肿大及脾脏肿大）能够持续大约10天，而倦怠乏力和脸色不佳等全身不适症状可持续2～3个月。

由于目前该病尚无特异有效的治疗方法，唯一的治疗选择就是采取类似于感冒的全身性的对症治疗措施，摄入足量的液体、应用镇痛药和休息。倘若左上腹部（脾脏部位）突发尖锐的疼痛，应立即去医院治疗。

（5）扁桃体切除术。

扁桃体是咽开口附近的周围淋巴器官。当孩子伸舌时，在口腔后部两侧可看到它。

如果扁桃体炎经常复发，并且对药物疗效反应不佳时，即可切除扁桃体。该手术通常合并切除咽扁桃体。

医生会根据每个患者的个体情况评估其病情及确定治疗

方法。一般在以下情况时医生会推荐行扁桃体切除术：

当观察到扁桃体过度增生时（巨大扁桃体）。这类患者的扁桃体太大，妨碍了其正常的呼吸功能引起睡眠窒息，甚至导致其无法吞咽。

当扁桃体出现溃疡时。这会导致扁桃体炎不断复发而且具有潜在的严重危害。

当扁桃体炎导致患儿出现高热惊厥时。

当扁桃体的体积增大引发鼻炎和耳部感染时。

（6）中耳炎。

中耳是连接外耳与内耳的部分，包括鼓室、咽鼓管等。上呼吸道的感染经常会引起中耳炎。但是，也有些患者是由于耳朵结构本身的原因引起感染。

当中耳表面黏膜产生大量的黏液并积蓄在鼓室内时就会出现炎症，引起剧烈的疼痛和听力受损（倘若治疗不充足，严重者可出现耳聋），还可伴有发热、头痛，以及倦怠乏力等症状。

中耳炎的治疗集中于去除病因。如果感染持续存在，应该遵照医生的建议应用抗生素治疗；如果病因是一种变态反应，除了控制环境中的过敏原外，还可进行疫苗接种及抗组胺药物治疗；如果周围的腺体压迫了咽鼓管引起阻塞，则需要切除这些腺体；如果中耳的炎症存在多种病因而且已证实治疗困难，还可应用一种植入式的塑料管同鼓膜相通，以确保患者耳内液体的压力不会造成听力的损害。

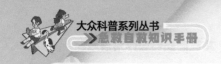

② 下呼吸道感染

（1）急性支气管炎。

该病是气管、支气管黏膜及其周围组织的急性炎症，以发热、咳嗽、咳痰为主要特征。

该病基本上都是由病毒感染引起的，但也可由细菌、支原体等感染引起（如支原体肺炎或百日咳鲍特菌引起的百日咳）。

该病的治疗以对症治疗为主，也就是说，集中针对咳嗽和发热等症状治疗。有些患者，尤其是过敏体质的患儿还可能会出现一定程度的支气管阻塞，此时则需要使用支气管扩张剂。只有当怀疑患者是由细菌感染引起时才可应用抗生素，在这方面，应该遵照医生的建议。

（2）百日咳。

该病是由百日咳鲍特菌引起的一种感染性和传染性疾病。

在经过8～10天的潜伏期后，患儿才开始表现出支气管炎的症状，比如咳嗽，尤其是夜间咳嗽明显。

如果咳嗽发作在患儿吃东西的时候，很可能会引起患儿呕吐，严重者甚至会导致肺出血的发生。这种剧烈的咳嗽发作症状会逐渐被深重并伴有明显啰音的呼吸所取代。

直接接触患者咳嗽或打喷嚏时排出的分泌物会感染该病。虽然百日咳可发生于任何年龄的人群，但最常见于年龄较小的儿童。

百日咳可通过接种疫苗预防，在孩子2个月、4个月和6个月时注射百白破疫苗（百日咳、白喉、破伤风混合疫苗），并在18个月和6岁时注射加强针。

（3）新生儿肺炎。

新生儿不慎吸入异物或者经血行传播均可导致致病微生物侵犯肺部组织引起新生儿肺炎。

正常情况下，人体呼吸道内有一定的菌群存在（菌落）。但是由于人体免疫细胞和咳嗽反射的保护作用，这些细菌不能到达肺部引起感染。咳嗽反射是喉、气管和支气管内壁黏膜上皮等部位的感受器接受机械性与化学性刺激产生的保护性反射。如果上述这些防御机制减弱，致病微生物就会侵入肺部组织引起感染。

医生会对任何一位肺炎疑似患者进行胸部的X线检查以确立诊断。一旦确诊为肺炎，就必须尽快开始治疗。细菌性肺炎则需要应用抗生素治疗。

目前有一系列的抗生素可供选用，选择哪一种抗生素取决于可疑细菌的种类、肺炎的严重程度及患儿的个体情况。通常情况下，并不需要辨认引起该肺炎的确切的特异微生物，除非患儿病情严重或对当前治疗无反应。对于这类患儿可能就需要更多的实验室检查以助诊治，故需要患儿住院以确保对其病情进行充足的监测和治疗。

（4）细支气管炎。

该病是一种容易影响到幼儿下呼吸道的急性病毒感染。在经历过咳嗽、咳痰和轻度发热之后，患儿即开始出现呼吸困难，并可闻及哮鸣音和捻发音，而后咳嗽症状变得更为剧烈，持续时间也更长。有时可出现肋骨凹陷，在极为严重的患

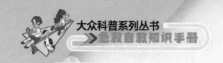

儿身上由于呼吸道阻塞还会出现皮肤发绀。

细支气管炎在年龄低于18个月的幼儿中最常见，目前发现其在6个月以内的婴儿中发病率最高。

据估测，目前1岁以内的幼儿每年细支气管炎的发病率为11%。

该病最常见的致病病毒是呼吸道合胞病毒和副流感病毒Ⅲ型。

细支气管炎可通过直接接触传播。致病病毒潜伏于呼吸道的微粒中，很容易在咳嗽和打喷嚏时传播。该病的潜伏期是2~8天，因此，1个患儿可在感染后3~8天里传播病毒。

细支气管炎易感人群（及最严重的患者）是早产儿或伴有先天性心脏病免疫缺陷的新生儿。

目前，对于细支气管炎尚无有效的治疗方法。是否应该使用类固醇皮质激素目前仍是一个颇具争议的话题，抗生素只能用于同时伴有细菌感染的患者。其治疗主要是用药降低体温，改善肺的通气功能，而需要住院治疗的严重患者同时还需要应用利巴韦林（一种抗病毒药物）。

3 · 其他呼吸系统感染性疾病

喉炎、会厌炎和假膜性喉炎。

这类疾病包括了喉部多种结构发生感染后引起的炎症。

喉炎在儿童这一群体中尤为流行，而且通常是由病毒感染引起的。

大家所熟知的会厌炎是一种能够导致呼吸道完全阻塞的炎症，可迅速发生播散。现已证实该病最严重的患者有致命性

危险。其主要致病细菌是b
型流感嗜血杆菌。

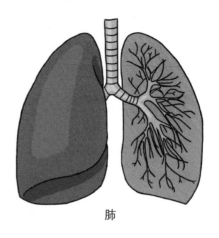

　　喉鸣是会厌炎特征性
的体征之一，这是由于喉
和气管的炎症反应阻碍了
气体通过声带，从而导致
患者呼吸困难。该症状也
可以由各种病毒和细菌感
染、化学物质刺激（腐蚀

肺

性、刺激性气体刺激）、物理刺激（气体或高温液体刺激）或
变态反应（血管性水肿或血管神经性水肿）引发。

　　在1～5岁的儿童中，假膜性喉炎是引起喉鸣最常见的疾
病。一般情况下，该病是由病毒感染引起的一种炎症，并可出
现呼吸杂音和呼吸费力。痉挛性喉鸣经常在早晨突然发作，患
儿常因呼吸困难和剧烈的咳嗽而憋醒，发出类似于犬吠的声
音。这种情况在患者出现感冒的症状后即频繁发作，常见于秋
冬季节，当然，这并不意味着它不会发生于其他季节。

四、消化系统与泌尿系统疾病

　　各种起源和病情严重程度不一的疾病均会出现胃肠道的
症状。例如，泌尿系统感染和扁桃体炎这两类疾病均可以消化
系统症状为主要表现而隐匿了其原发病。对于父母而言，要将
源自轻微食物中毒的腹部绞痛和肝炎或者泌尿系统感染与阑
尾炎这两者鉴别开来难度极大，因为它们的临床症状非常类

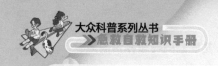
似。由于这类问题的困扰使得父母对孩子的病情考虑要么过于夸张，要么估计不足，这两种情况均会导致父母采取不适当的反应，甚至可能会延误治疗时机。

1·食物中毒

通常食物中毒和其他在夏季易发的主要疾病都是由沙门菌引起的，均属于最容易导致患者前往医院急诊室就诊的胃肠炎类型。

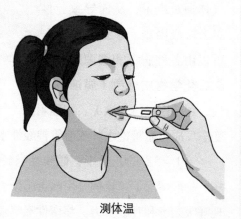

测体温

胃肠炎是一类影响到胃和肠道的疾病，经常由细菌感染或病毒感染引起。

这类感染性疾病在同患者接触后即可被传染，甚至会在人群中造成暴发流行，饮用被患者排泄物污染的水源或食物后也可被传染。

一般情况下，胃肠炎和沙门氏菌病两种疾病的症状均会在感染后的1~3天出现，包括腹泻、呕吐、发热和腹部痉挛。

该病的高危人群是儿童、老年人，他们患病后容易出现脱水，会使病情加重。

要预防胃肠炎的发生，以下措施很重要：

保存好鸡蛋和含有蛋黄酱、沙拉的饭菜，以及果馅饼和甜点。

沙拉中的食材和新鲜的水果应该清洗干净。

如果你外出吃饭，应该确保自己所食用的禽肉和鱼等食物都是经过恰当冷藏和烹调的。

应该通过可信赖的渠道购买海产品。

保存好生鱼、香肠和冷冻肉。

孩子的奶瓶应该经过消毒处理并小心谨慎地保持其清洁卫生。

饮用水应该使用瓶装的安全用水或是事先烧开的水。

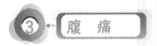

② **肉毒梭菌中毒**

该病是由肉毒梭菌的毒素所引起的一种感染性疾病，可导致神经系统麻痹。该病由以下三种形式诱发：食物源性肉毒梭菌中毒（食用了被肉毒梭菌污染的食物）、新生儿肉毒梭菌中毒（肉毒梭菌聚集于肠道系统，并释放出毒素被人体吸收而产生症状）、伤口源性肉毒梭菌中毒（细菌寄居于伤口内，随后肉毒梭菌的孢子即在伤口处繁殖生长）。

该病最常见的症状是口唇发干、复视和视近物困难，以及吞咽困难和不能讲话。

③ **腹痛**

腹痛会在儿童中频繁出现，而且持续时间不一，表现形式也不尽相同。腹痛存在多种病因。

如果是婴儿突发腹痛并伴有哭闹不止、双腿屈曲、面色苍白、倦怠、呕吐或大便带血，必须立即送往医院救治。也许这只是由腹痛所引起的一系列症状，但是要想确定发病原

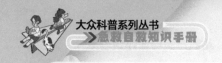

因，就需要得到医生的诊断意见。

持续腹痛并伴有发热、呕吐和便秘，而且腹痛症状逐渐集中于右下腹部，可能是阑尾炎。

如果腹痛同时伴有泌尿系统的症状或腰痛及发热，可能提示患者存在泌尿系统的感染（膀胱炎、肾盂肾炎）。

当腹痛发展成慢性发作时（也就是说，腹痛会在1个月内出现几次复发），可能存在很多其他原因：

可能与结肠激惹有关，尤其易见于具有兴奋易怒、神经质性格特点的儿童。

也可能源自胰腺炎复发、肾脏或胆囊疾病等。

对于第一次出现严重腹痛的患者，医生在对患者进行简单的体格检查和采集病史的基础上，判断该病情是否属于需要进行外科手术的紧急情况（如阑尾炎）。有时在医生做出正确的诊断之前，对患者的病情施行几小时监测是很有必要的。

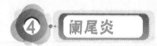

4 阑尾炎

在10岁以下儿童胃肠疾病中，阑尾炎是最常见的疾病之一。

阑尾在人体内的位置靠近腹内其他脏器，尤其是被一层腹膜包被的肠。因此，起始于阑尾的炎症能够迅速播散至整个腹腔，从而引发腹膜炎。阑尾炎病情严重时具有潜在的致命性危险。

阑尾炎的突出表现就是腹痛，腹痛的起始阶段可无特异性，但最终会集中于右下腹部（髂窝）。该腹痛的性质可以是持续性的也可以是间歇性的。腹痛时，患儿可能会试图伸直其右腿以缓解疼痛，但是切记不要让他触碰疼痛部位，该部位的腹肌可能会很紧张僵硬。患儿可能同时伴有呕吐或恶心的症状（偶尔会在腹痛之前就出现）。其他症状还包括发热、头痛、对光线和噪声不适、呼吸紊乱及舌苔光滑。

阑尾炎发作时的注意事项：

不要用任何药物缓解疼痛。

不要给患儿食用任何食物或饮料，因为这样会使呕吐症状变得更为严重，而且会进一步加重肠的紧张度。

让患儿好好休息，不要随意走动，尽快前往医院就诊。

⑤ ⋯ 肠道寄生虫

肠道寄生虫是利用人体的营养物质在胃肠道内生存的微生物。能够引起人体不适的肠道寄生虫可以简单地分为两大类群：原生动物类，可在显微镜下见到（阿米巴、变形虫、贾第虫和隐孢子虫）；后生动物类，属于蠕虫（蛲虫、蛔虫、钩虫、弓蛔虫）。

由寄生虫引起的症状取决于具体的微生物种类。原生动物类的寄生虫会引起明显的消化系统症状，如腹泻、腹胀和腹痛；而后生动物类的寄生虫不仅会引起上述这些症状，还会引起全身不适或其他脏器的问题，如虚弱、面色苍白、体重下降、贫血、慢性咳嗽，以及肛门瘙痒等。

预防寄生虫的建议：

如果担心饮用水的纯净问题，可以在饮用之前将水烧开，过滤并经臭氧处理。

新鲜的食物，尤其是水果和蔬菜，应该在食用之前用饮

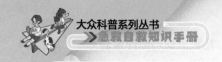

用水小心谨慎地清洗干净。

让孩子在饭前、便后、玩过沙土之后必须洗手。

禁止孩子光脚在不卫生的地方走动，因为那些地方很可能就有感染源。

寄生虫患儿的所有亲属均应进行一系列的大便

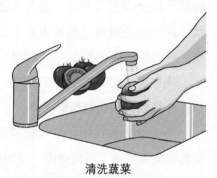

清洗蔬菜

监测，因为他们可能是寄生虫的健康携带者。

家庭治疗的效果尚未被证实，因此，目前并不推荐使用清肠药、灌肠剂或其他类似的措施进行寄生虫病的治疗。

6 尿路感染

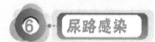

尿路感染指的是泌尿系统的感染，通常是由细菌感染引起的。其中最常见的类型是尿道的感染（尿道炎）、膀胱的感染（膀胱炎）和肾脏的感染（肾盂肾炎）。

在人的不同成长阶段中，尿路感染在儿童时期最为常见。而且，该病的病情在儿童时期最严重：婴儿的尿路感染可能会导致脓毒血症和脑膜炎；稍大些孩子的尿路感染，尤其是复发的尿路感染会影响肾的功能，甚至导致慢性肾脏疾病。

小儿（1～2岁）尿路感染的唯一症状可能是发热。其他症状可能比较模糊，如尿液中有异味、体重增加受限、呕吐、易哭闹等。由于小儿尿路感染的临床表现不够清晰，不容易鉴别诊断，因此，医生经常需要对患儿的尿液进行检测分析以确立诊断。

对于年龄稍大些的孩子来说，尿路感染的症状常常同排尿这一过程相关：尿道灼热感、持续的尿急、有时出现血尿或尿液浑浊、尿液有异味。当感染影响到肾脏（肾盂肾炎）时，还会出现发热、呕吐和右侧或左侧腰痛（背部脊柱两侧较低部位）。

医生会根据患者的实验室检查数据以确立感染的诊断，以及确定患者需要应用的抗生素类型。建议所有患尿路感染的患儿均饮用足量的液体。如果患儿有发热症状，可使用常规降温药。

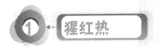

五、出疹性疾病

由于一些疾病疫苗的出现，儿童时期以皮肤红斑或斑点为特征的典型的传染性疾病正在日益减少。然而，这并不意味着父母可以不再担心它们会影响到孩子的健康，要将这类疾病鉴别出来并不是那么容易。

① 猩红热

猩红热是由链球菌引起的一种感染性疾病。其症状包括发热、扁桃体炎、颈部淋巴结肿大及皮肤损害，皮肤损害处还会呈薄片状剥落。该病最常见于2～10岁的儿童，一般发生于冬春季节。一个伴有喉咙疼痛和发热症状的患儿患上猩红热的概率是1/20。

该病的潜伏期短（一般1～2天）。感染该病1天或2天后

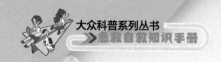

即可出现皮肤损害的症状，一般首先出现于颈部和胸部，随后蔓延到身体的其他部位。随着腹股沟部位皮损的消失和指端周围部位及脚趾皮肤的脱落，这一出疹过程可持续1周。

该病的治疗方法：用抗生素清除引起感染的致病细菌、休息、摄入足量的液体、用镇痛药和降温药。

如果不应用抗生素，猩红热（就同扁桃体炎一样）会引发耳部感染、鼻窦炎、颈部淋巴结肿大及扁桃体化脓。猩红热可能引起的最严重并发症是风湿热和肾脏损害（肾小球肾炎）。针对该病最有效的预防措施就是进行疫苗接种。

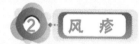

② 风 疹

风疹是一种急性传染性病毒感染，以皮肤出现红色斑丘疹及淋巴结肿大为特征。它可出现于儿童时期且通常情况下是良性的。但是，对于孕妇而言，该病可能对未出生的胎儿造成伤害。

该病的潜伏期范围为10～23天，感染多发生于皮肤红色斑丘疹出现之前1～2天，而且可持续到丘疹消退后，6或7天风疹几乎无症状或仅伴有轻微的、间歇性的发热。淡粉色的红色斑丘疹（其发生形式可不尽相同）一开始仅出现于面部和胸部，大约24 h后向全身蔓延发展，一般在1～5天后消退。该病还经常伴有淋巴结肿大，有时伴有疼痛。

对于风疹目前尚无有效的治疗方法。当风疹发作并伴有发热和其他不适时，建议应用药物对症处理。麻疹、腮腺炎和风疹的联合疫苗可针对风疹起到终生保护作用。这种疫苗既可以保护机体免受风疹病毒的侵袭，还可防止该病的传播。

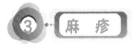

麻疹是由副黏病毒属家
族的多种病毒引起的感染性疾
病。该病具传染性，可通过与
患者直接接触或空气传播。

麻疹常见于儿童时期
（1～4岁），但是现在推行
的麻疹疫苗接种计划已使其
比较少见。

麻疹的潜伏期大约为10
天，感染性最强的阶段是在该

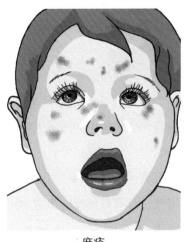

麻疹

病出现任何症状之前的第4天和第5天。从一开始出现首发症
状算起，麻疹的病程通常会持续10天左右。一旦孩子患过麻
疹，即可获得终生免疫。

在麻疹发病后第4天或第5天皮肤即可出现斑点。首先，
患儿会出现发热、倦怠乏力、流鼻涕、畏光、结膜炎及干
咳。发热时体温最高可达40℃，但会逐渐降下来。在面颊部的
斑点出现后2～3天，身体的其他部位即可出现大片的斑点，
这些斑点首先出现于耳后和颈部，在不到2天的时间内迅速蔓
延至全身的其他部位。在这段时期内，患儿很可能会出现高
热，有些患儿还会出现腹痛、腹泻，甚至呕吐。

麻疹最常见的并发症，尤其在婴儿中更为常见的是中耳
感染和呼吸系统疾病（如肺炎），但是麻疹很少引起神经系统
的并发症。

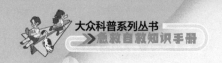

现在的疫苗接种计划使得人们很少再受到麻疹的侵袭，但是，一旦患上麻疹，推荐的治疗方法就是休息和应用降温药物，以及应用药物缓解咳嗽症状。

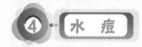

水痘是由水痘带状疱疹病毒引起的一种传染性疾病，该病毒在65岁以上的成年人身上可引起带状疱疹。在所有出疹性疾病中，水痘是最常见的一种。

水痘在2～8岁的儿童中尤为常见，在每年的1—5月循环出现。只有以前没有患过水痘的成年人才会被水痘带状疱疹病毒感染。

该病的潜伏期阶段没有症状，而且持续大约2周。随后患者会出现突发高热和倦怠乏力，在身体和面部出现水疱，可在3~4天内蔓延至全身。然后，随着疾病的进展，这些小水疱逐渐干涸，结痂形成硬壳，最终消失。

水痘主要在形成硬壳之前的这段时期内通过直接接触那些红色斑点传播，因为这些小水疱内包含的液体中含有高浓度的病毒。该病还可通过空气播散患者的呼吸道分泌物而传播。该病最具传染性的时期从红斑出现之前1天或2天开始，一直持续到斑点出现后5天左右。

水痘最常见的并发症是发生在水疱上的机会性细菌感染，最常见的致病菌是金黄色葡萄球菌和化脓性葡萄球菌。由水痘带状疱疹病毒本身引起的损害还可发生于肝脏。尽管这些并发症很少产生症状，但它们可产生神经系统的反应。水痘还可引起成人肺炎。

具有免疫缺陷的患者或正在接受免疫抑制治疗的患者（化学药物治疗、类固醇皮质激素）更易发生严重的水痘，伴有肺炎和其他并发症。儿童患者则很少会有严重的并发症出现。

对于该病的治疗通常以缓解由皮疹引起的瘙痒症状为基础，如果必要时，还可应用阿昔洛韦治疗，这是一种针对水痘带状疱疹病毒的特异性药物。

5 流行性腮腺炎

该病是由腮腺炎病毒引起的急性自限性呼吸道传染病。可通过接种麻疹、腮腺炎和风疹的联合疫苗的方式进行预防。

该病的致病病毒会影响到唾液腺，尤其是腮腺（位于耳朵前面和下面），当出现并发症时，还可侵袭胰腺和睾丸（20%～30%的患者）或引发脑膜炎或脑炎。流行性腮腺炎通过直接接触感染患者的唾液及鼻腔和咽喉排泄物而传播。其潜伏期范围是12～25天。

抵御该病最有效的措施是尽可能提高免疫力。当该病仍具有传染性时，儿童患者就不能再去上学，成人患者则不能再外出。

六、疱疹和足癣

许多因传染性疾病引起的皮损，虽然它们的诱因、特征、表现形式和发生部位各不相同，但都可以归为一类，因为它们都是短暂性的良性病变，且在儿童时期相当普遍（有时也

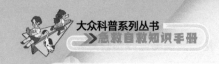
会发生在成人身上）。这些损害是由单纯疱疹病毒引起的，主要发生于嘴唇和足部。

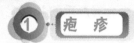

单纯疱疹是一种由单纯疱疹病毒所致的皮肤感染。多发于皮肤、黏膜的交界处，在极少数情况下会导致严重的后果。

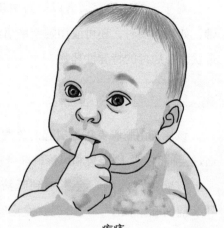

疱疹

单纯疱疹性口炎，好发于口腔黏膜、牙龈和嘴唇。由单纯疱疹病毒Ⅰ型所致，多见于6个月至5岁的儿童。起初，孩子会表现为烦躁、哭闹、拒食，随后口腔出现成簇小水疱，并融合形成较大的痛性溃疡，略带灰色，基底为红色，直径一般为1～3 mm。严重的病例，溃疡可以侵及咽部、腭、牙龈、舌和嘴唇。而后溃疡逐渐形成痂皮，再慢慢愈合，整个病程需要1～2周。可有牙龈红肿、发炎、易出血和呼吸困难、颈及下颌下淋巴结肿大、触痛、流涎、局部疼痛、吞咽困难等伴随症状。患儿也许还会有发热症状，持续时间3～5天，其他的一些症状则可能要持续2周。疱疹治疗主要是基于应用镇痛药、退热药及局部用软膏的对症治疗。如果必要的话，也可以使用抗病毒药物，如阿昔洛韦。

疱疹病毒所致的大部分感染因没有症状不易被察觉，在有些病例中，疱疹病毒会潜伏在孩子的体内而伴随他一生。当在紫外线照射后、心理和生理压力的作用下、经期、发生呼吸道疾病或损伤时，疱疹病毒偶尔会被激活。

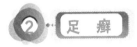

这种真菌感染在年轻人中很常见，其传染性极强，发作无规律，且发作时奇痒难耐。真菌主要侵及足部，以脚趾之间及足底最常见，偶尔也会侵及足背。

穿不透气的鞋（运动鞋或是靴子）和袜子导致足部潮湿，将会增加患病的概率。

足癣在幼儿中很少见，但在小学生和青少年中则较为常见。

患有足癣的孩子有时也会伴有手部的真菌感染或并发细菌感染。

足癣几乎都是由感染人类的真菌所引起的，例如红色毛癣菌、须毛癣菌属等，它们可以联合作用，亦可同时或相继出现。真菌感染通常为间接传播，特别是通过公共浴室或游泳池的地面、旅馆的毛巾和地毯等传播，或者通过穿别人穿过的鞋袜传播。这些因素可以解释为什么真菌感染会迅速复发并在年轻人中普遍流行。

患有足癣者，如果出现以下情况应立即看医生：足部热、肿，特别是出现红斑，因为这是细菌感染的表现；瘙痒处发热、有脓液或其他类型的分泌物同样也是警示性信号。

足癣的治疗：

夏天不要穿过紧的皮鞋。

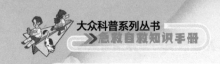

医生会考虑孩子是否需要使用抗真菌药物进行特殊的治疗，如咪康唑、益康唑、克霉唑、酮康唑等，通常采用乳膏或粉剂。对于严重的病例，或是对局部用药已出现抵抗的再发患者，必要时也可以使用口服抗真菌药物。

在出现继发细菌感染时，医生会考虑是否需要局部应用抗生素。

七、家庭中意外事故的预防

一个孩子要在家中度过他大部分的时光，因此，有时家庭会成为潜在的事故发生地。尽管所有的家庭成员都有可能被卷入家庭事故中，但是由于孩子对于事故的漠然和无心，他们在家庭事故中会显得脆弱和防御无力。

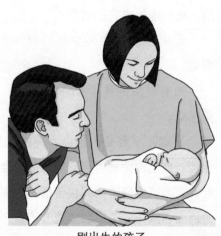
刚出生的孩子

许多调查表明，发生在孩子身上的最常见的家庭事故按发生率由高到低分别是：跌倒、中毒、过敏、污染、灼伤、着火、爆炸、触电、窒息、撞击。尽管不能完全消除家庭事故的危险性，但是可以采取一系列的预防措施尽可能地将其降到最低。

不要惊慌，这样你才能在救治孩子的过程中保持冷静，高效地做你需要做的事情。

当你需要他人的帮助时，不要把孩子单独留下。

驱散好奇的旁观者或是其他人，以免打扰到受伤的孩子。

首先抢救可能威胁生命的伤情，如出血、呼吸困难、中毒、脑震荡和休克。

检查孩子：是否有脉搏；是否有呼吸，呼吸情况如何；鼻子和口腔是否被分泌物、舌头或是其他异物阻塞；是否存在出血和痉挛；是否有意识，询问孩子能否具体描述疼痛的性质。

注意孩子的保暖，但是不要给他任何刺激性或是酒精性的饮料。尽可能地让他舒服一点，不要挪动他，特别是疑似骨折时。

药物需要准确地贴上标签及标明明确的有效期，也需要合适、特殊的贮存条件。大多数药物需要凉爽、干燥的环境，避免强光照射，液体药物装在塑料容器里是最便利的。将每种药物整列成表格，列出可能的不良反应和禁忌证。家用急救箱必须放在特定的位置，不要落锁，但是要放在孩子够不着的地方。

不该做的事：

在专业救援到来之前不要搬动伤员。

不要用你的手、嘴或是未灭菌的物品接触伤口，也不要对着伤口吹气。

不要冲洗很深或是由开放性骨折引起的伤口。

不要清洁伤口的内部，可以清洁伤口的外周。

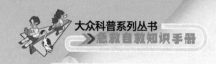

不要触碰或试图溶解凝结的血块。

不要试图去缝合伤口。

不要把棉絮或是膏药直接覆盖在伤口之上。

不要冒冒失失地揭开盖在伤口上的纱布。

不要使用潮湿的绷带包扎伤口或是包扎伤口绷带缠得过松或过紧。

该做的事：

要有自信。

保持冷静，这样你可以迅速果断地行动。

掌握基本的急救措施不单单是准备一个急救箱，还意味着要明白生存和死亡的区别，换句话说，要明白突如其来的损伤是稳定的还是会恶化的。

预防跌倒

确保地板上没有障碍物。

避免地面湿滑。

在浴室使用防滑地垫。

在楼梯和扶手的两头应设立障碍物，以免年幼的孩子坠落。

距地面不足1 m的窗户应该装上木条或是铁栅栏。

把书架牢牢地钉在墙上。

不要让你的孩子攀爬或是站立在家具上。

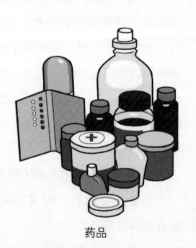

药品

② 预防损伤

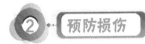

尽可能把锐器（刀子、风扇叶片、搅拌器、剃刀刀片、钉子、针、剪刀，等等）放在孩子可触及的范围之外。

将所有的工具放在合适的袋子中，锐利的边缘向内放置。

将破碎或是边缘损坏的玻璃制品、盘子和陶器处理掉。

把多刺的植物放在孩子看得见却摸不着的地方。

③ 预防孩子被困

当孩子在门、窗或是阳台附近时确保他们的手不要靠近开关。

用通俗易懂的语言告诉孩子不要在没有大人陪伴的时候乘坐电梯的明确原因。

在没有双层门或是安全标准的电梯间时，让孩子站在电梯的最里面。

④ 预防中毒、过敏和污染

把急救箱、药品、杀虫剂和栽培植物用的制剂放在孩子够不着的地方，要特别注意孩子可能会爬上家具去拿一些引起他好奇心的东西。

不要把不同种类的物品放在一个地方（如把食品和洗浴用品、清洁用品放在一起）。

不要在刚喷洒过杀虫剂的屋里徘徊，要根据产品说明，在回去之前留出一段安全的时间间隔。

不要在刚刷过漆的地方过多停留，直到溶剂的气味完全

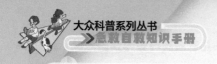
散去为止。

避免在卧室里使用煤炉或火炉。

煤气不用的时候要及时关掉（特别是在夜间），并且要让孩子远离液化气罐。

不要种植那些可能对孩子造成伤害的植物。

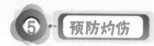

在烹调的时候防止任何热的液体溅出锅外，盖好锅盖，注意归置好各样东西。

煎锅的把手和其他厨房器皿不应该伸出灶台外，确保孩子不会通过爬上某个家具而碰触厨具。

让孩子远离厨房。

把热的东西放在孩子够不着的地方。

不要让孩子玩火柴、打火机，或是接近任何易燃物品（无论是液体还是气雾剂）。

6 预防着火或爆炸

如果外出，炉子上不要烹调任何食物，也不要让高能耗的电器工作着。

按时清洗炉子上的过滤罩。

确保家里没有什么东西会突然冒出火焰，无论是在炉子上还是在其他设备上，尤其是一些不引人注目的地方。

定期检查烟囱、锅炉和其他加热设备。

⑦ 预防触电事故

不要使用潮湿的电器或是插座，也不要在潮湿的地方使用电器，比如浴室里。

即便地面很干燥，也不要光着脚去触碰电器。

确保插座、电炉和其他电器远离孩子，特别是在浴室里（为防止喷溅，至少要在离浴缸1 m以外的地方）。

使用特殊的装置，如儿童安全插座。

当你在调整布线的时候，无论你的动作有多快、多简单，也要中断主供电线路。

八、家庭急救

有儿童在的地方总会有未知状况发生，并且这种情况的发生会让不懂得基本急救措施的人措手不及，如果你不确定该怎么做，那么最好不要采取任何措施，因为那样可能会给孩子带来损害，这时应该保持冷静并打电话叫救护车。

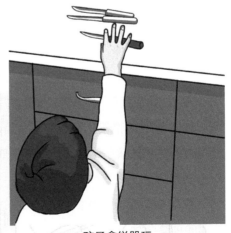

孩子拿锐器玩

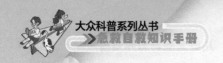

1 · 撞 伤

当孩子开始爬行，并很快地迈出了他的第一步后，磕磕碰碰也就开始伴随他一生了。磕磕碰碰的情况发生得相当频繁，格外令父母揪心，因为有时他们无法应付突如其来的紧急治疗。最常见的就是

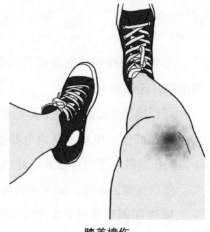

膝盖撞伤

撞伤、扭伤、骨折和脱臼。为了将这一类的伤害降到最低，在家具的边缘加上防护性的包裹，还有在浴室内放上防滑垫子等，都是很重要的。

撞伤主要受累的是软组织、皮肤和肌肉，跌倒、挤压或是撞击都会引起擦伤，比如眼上的撞击或是脸上、胸部、肋骨、背部、生殖器、四肢的碰击等。

在下列情况下，你必须立即送孩子到急救中心：

如果孩子疼得很厉害或是可能存在感染，而且也表现出了一些感染的症状，比如发热、撞伤部位发红等。

如果孩子受伤部位无法动弹。

如果孩子患有糖尿病、血友病或正在服用阿司匹林或是其他的抗凝药物，撞伤部位出血了。

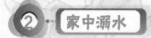

2 · 家中溺水

在家中因溺水而死亡的病例约有2/3发生在浴缸中。

能容纳10～20 L水的水桶在家务中都会用到，但对刚刚学步的婴儿来说，却是十分危险的。它的高度、平直和牢固使得宝宝一旦掉进去想要再出来几乎是不可能的。

卫生间通常不被认为是发生溺水的危险场所，但是对于3岁以下的孩子掉进便盆里也是常有的事情。

波浪式浴盆和游泳池同样存在威胁。安全网和障碍物对于刚刚学步的孩子来说也许并不够，一旦孩子被水吸引，虽然安全网还在那个位置，孩子也会有办法从底下钻过去。

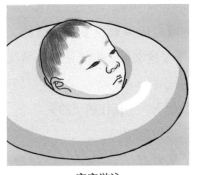

宝宝游泳

家中溺水的预防：

不要把孩子单独留在浴缸中，确保孩子始终在你可触及的范围内。

不要把年幼的宝宝单独或是和他同样年幼的兄弟姐妹留在浴缸中，即便有专门给幼儿设计的浴缸座椅，因为宝宝溺水发生得很快并且毫无动静。

将抽水马桶盖子盖好，没有人看着的时候，不要让孩子待在浴室。可以在浴室门上装上门锁，并把把手装在孩子够不着的地方。

用来盛液体的容器，一旦用完要马上空出来，不要把它们遗留在院子或是花园里，因为它们装了水便会吸引孩子目光。

定期检查浴盆和泳池的安全防护装置。

学习如何进行心肺复苏，这样可以及时地进行抢救。

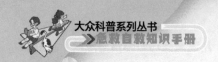
用坚固的门或是合适的栅栏封闭泳池，单单这一措施就可使溺水的发生率降低50%～70%。

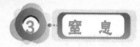

（1）窒息的症状。

局部阻塞：喉咙疼痛、咳嗽、呼吸急促、发音困难。

完全阻塞：不能呼吸、面色紫绀、情绪激动及失去知觉。

（2）窒息的急救措施。

如果孩子发生窒息不能呼吸时应采取以下急救措施，但如果只是咳嗽，或者哭闹时不要这么做。但无论什么情况下，都要及时拨打急救电话。

把孩子放在你的手臂上，脸朝下，手托住孩子的头。

用手掌在孩子肩胛骨之间区域拍击5次。

把孩子反过来，脸朝上放于前臂上。

用手按压孩子的胸骨中部5次。

重复以上4步措施直到孩子吐出堵塞物开始呼吸或者失去知觉。

如果孩子确实失去知觉：

张开孩子的嘴巴并牵出舌头，如果你看见了阻塞物，用手指取出来。

把孩子的头向后仰，进行口对口的人工呼吸。

如果孩子对刺激没有反应、没有呼吸或者失去心跳，及时进行心肺复苏，同时要及时地拨打急救电话。

（3）窒息的预防措施。

通过以下几项措施可以有效避免婴儿及儿童发生窒息：

所有小的物品及玩具都应该远离3岁及3岁以下的儿童。

不要让孩子边玩边吃，或者边跑边吃。

不要给4岁以下孩子吃一些容易噎着的食物，比如香肠、核桃、肉块或者奶酪块、葡萄、比较硬或者黏的甜食，以及爆米花或者生的胡萝卜。

孩子吃东西的时候多留心。

不要让年龄大的孩子喂年龄小的孩子吃东西。

4 触电事故

孩子在家中因使用家用电器不当而触电死亡或者发生电烧伤的概率相对较高，这是因为孩子本身很脆弱，而且经常玩弄电器却意识不到潜在的危险；家用电器的表面可能有水，而水是电的良好导体，所以孩子可能因此而受到电击。电击伤的特点

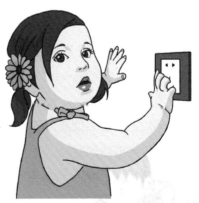

儿童接触插座

是身体表面有两处伤口：一是电进入人体的部位，另一个是电离开身体的部位。在这两个部位之间，电流所经过的所有组织都可能被损伤，伴有组织及功能的变化，而且有时候可造成致命的后果。

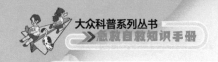

（1）触电的急救措施。

当患者触电并且还未脱离电源时，不要直接接触患者，以防你自己也触电。

如果可能的话，关掉电源或者用干燥的木棒把电休克者接触的电器插头从电源插座上拔下来。

如果地板是湿的，不要接近或者站在上面。

如果电流不能被切断，你应该站在干燥的、不导电的物体（比如毛毯、橡皮圈、报纸堆）上。千万不要站在金属上。

如果不能切断电源，可以用干燥的木质物品或者绳子拽住患者的脚，将患者拖离电源。

一旦患者离开电源就可以检查患者的呼吸和心跳，必要时候进行人工呼吸或者心肺复苏。

把被电击伤部位用清洁的衣物包好，不要让衣物同皮肤粘连，然后立刻送往医院进行治疗。

（2）触电的预防。

不要使用表面有水的电器。

使用深的插头以及孩子不易接触的插座。

当你修电器的时候，关上电源开关，不要通电。

在洗澡间，把一切插头、插座、电源都远离孩子可以接触的范围。

当光着脚的时候，不要使用任何电器，即使地面是干燥的。

保证所有的插头的地线同地面相连。地线保护电器表面同电器内部分离，从而使电器表面不带电荷。

检查金属水管（冷水管和热水管）、排污管道是否相互联通，并且是否同地面相连。

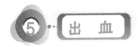

当血液从伤口流出时，如呕血、咯血或者流鼻血时，这些出血症状往往可以被肉眼察觉到。但是，有时候出血的症状很难被发现，比如身体内部的脏器出血时。在医学上，这些不易被发现的出血被称为"内出血"，例如大脑血肿和腹部内脏出血。当发生这些情况时，需要其他医学检查的帮助来明确诊断，但是不论怎样，都需要及时准确地处理。

（1）出血的类型。

动脉出血：血液通过一条或者几条动脉壁的破损处流出；血液的颜色是鲜红色，并且随着心跳的节律间歇性地流出。

静脉出血：血液从静脉中流出，血的颜色为暗红色，流出平缓，但有时比较凶猛（尤其是大静脉损伤的时候）。

毛细血管出血：血液从毛细血管中流出；血液的颜色同静脉血一样，为暗红色，流速缓慢。出血处多为容易看见表浅的伤口，并且出血容易控制。

内出血：内出血患者皮肤湿冷和苍白、呼吸急促而短暂、脉搏细速、精神紧张。

（2）出血的急救措施。

用干净的手绢或者衣物盖住伤口，然后用手加压，压迫止血。如果没有衣物，用手指捏合伤口，并用手掌盖住伤口。

在伤口处直接加压，可以用毛巾将伤口处的手绢或者衣

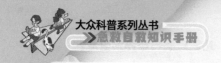

物固定。

如果没发生骨折，抬高受伤部位。

让孩子躺下来，在孩子身子下面铺上被子，不要让孩子躺在冰冷的地上。

打电话给医院或者急救中心。

给孩子盖上床单或者毛毯来保温。

如果孩子清醒，能够喝水，可以给孩子喝点茶水或者白开水。如果孩子昏迷不醒或者腹腔内出血，不要给孩子喂任何液体。

如果因严重的外伤而出血过多时，可以使用止血带来止血。可以用结实的宽布条来作止血带。不要用金属丝、绳索和其他东西。在伤口的上端用止血带扎住肢体，打一个结，结上放一块木条，然后再打一个结，旋转木条，直到止血带拧紧，伤口不再流血为止。

如果急救人员很晚才到达，止血带必须每隔20 min松开1次。如果伤口不再出血，可以将止血带松开，但是要做好再次出血的准备。密切观察止血带的情况，直到孩子到达医院。

6 潜在中毒

日常生活中，很多房子周围潜在的有毒东西被误服或误用，就可能导致中毒。这些东西包括：染发剂、防晒乳液、除臭剂和香水等，如果根据它们的用途正确使用，一般都不会出现问题。它们都有或多或少的毒性，如果孩子不慎吞服或者吸入，甚至只是接触，都有可能中毒。

下面介绍通常在家中摆放的具有潜在毒性的日常物品的中毒症状、急救措施和预防措施。

（1）中毒的症状。

最常见的中毒症状有：呕吐、头痛、腹痛、腹泻、头晕、皮肤潮红、失眠及意识模糊。

以下是中毒之后的特殊症状，尤其是药物中毒。症状为呼吸和心脏功能障碍、血液凝固、血压下降、休克并伴有神经症状、体内重要脏器的损害等，如果孩子没有得到及时有效的救助，将会有生命危险。

（2）中毒的急救措施。

如果孩子出现中毒症状，<u>应立刻给急救中心打电话</u>。

如果你确定孩子是误服了药物，根据瓶子里的剩余药量，尽量估计出服用的时间和剂量。在去医院的路上，急救中心的人会告诉你给孩子喝一种能致呕吐的糖浆。如果没有这种药物，可以喂孩子一点水或者牛奶，但是不要喂其他的东西。

不建议用手指放入喉咙或者腹部加压来催吐。

如果孩子误服了腐蚀性物品或者燃料，比如汽油或液体石蜡，或者孩子处在昏迷状态时，不要催吐。

如果孩子吸入了有毒气体，马上带孩子离开相关区域，打开窗户，解开孩子衣衫。

如果孩子停止了呼吸，在去急诊室的路上实施心肺复苏。

尽快带孩子去医院进行治疗，记得带上导致孩子中毒的药物或者毒物的包装。

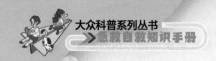

（3）中毒的预防措施。

当孩子去别人家玩的时候，要格外留意孩子的举动。

不要在孩子面前服用药物。

不要告诉孩子有些药物吃起来和糖果一样。

使用加热装置及燃气灶具的时候要倍加小心。

教育孩子不要乱吃植物及其他可能有害的东西。

第四章　老年疾病与防护

一、老年人吸烟并发症

在发达国家，吸烟是引发某些疾病及死亡的主要原因，它使心脏病发作的概率增大10倍，并与85%的肺癌死亡病例有关。最新研究表明：中老年人群中吸烟者患阿尔茨海默病的概率相当高，曾经吸烟但已经戒烟的人阿尔茨海默病的发病率降低一半，而从来没有吸过烟的人阿尔茨海默病的发病率更低。

烟草中含有的有毒物质焦油（苯并芘和亚硝胺），是引发30%的癌症和90%的肺癌的原因。

一氧化碳是导致15%以上心血管疾病的原因。

① 习惯还是成瘾

吸烟不仅仅是习惯，它符合吸毒所要求的各项条件，满足成瘾物质的定义性标准：

耐受性（为了满足需要，吸烟量不断增大）。

依赖性（难以阻挡的吸烟需要）。

不吸烟时的戒断综合征（当你停止吸烟时出现的症状）。

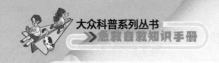

强制性行为。

对某些人而言，烟草是日常生活不可缺少的一部分，例如饭后吸烟。烟草也与群体性的休闲活动紧密相关，而这些活动常是静坐不动性的。

 烟草对身体的影响

（1）肺部疾病。

吸烟与慢性阻塞性肺疾病直接相关（至少80%~90%的吸烟者患有慢性阻塞性肺疾病），该病的后期由于肺功能不全将会导致极高的死亡率。吸烟者也很容易患慢性支气管炎，这是由于烟草成分与支气管细胞接触产生刺激作用造成的。吸烟者也更容易患鼻窦炎、鼻炎、咽峡炎等。

（2）心血管疾病。

吸烟会影响负责血液运输的中小血管，因此身体的任何器官都有可能受到吸烟的影响，可能会导致下面任何一种心血管疾病。

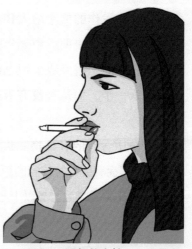

吸烟的女性

心肌梗死或心绞痛（胸痛）。动脉收缩（痉挛）和血小板聚集（细胞聚集促进凝血）更容易导致为心脏供氧的冠状动脉出现循环问题。心脏处于疾病状态时，会增加释放一些加快心率和升高血压的物质，甚至会导致猝死。因此，即使吸烟者的实验室数据和检测结果正常，他们的寿命也很难预测。

周围血管疾病。间歇性跛行与吸烟密切相关，其特征是行走时患者一侧下肢或双下肢出现疼痛，以致不得不停止行走。病情危重时会出现足部损伤和下肢坏疽，需要进行截肢手术。这种疾病是由于腿部动脉的硬化性损伤（脂肪和血块堵塞）引起的。如果病情尚未发展到晚期，通过戒烟可以缓解症状，改善病情。如果同时实施戒烟，其缓解性手术的疗效将更加显著。

（3）激素问题。

吸烟的女性比不吸烟的女性大约提前5年进入更年期。烟草中的尼古丁会影响性激素的分泌，男性吸烟会使其精子的运动能力降低，女性吸烟则会使骨质疏松的发生率增加。

（4）癌症。

与吸烟相关的癌症导致的死亡病例占所有疾病死亡病例的30%。2015年，全中国的肺癌发病例为73.3万例，死亡病例为61万例。吸烟与肺癌之间有因果联系，这种因果联系同样存在于吸烟与口腔癌、咽喉癌、食管癌、膀胱癌、肾癌、胃癌、胰腺癌、宫颈癌之间。烟雾的组成成分高达4000多种，

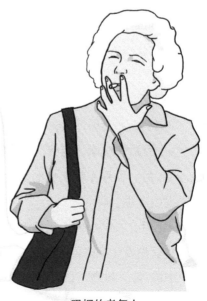

吸烟的老年人

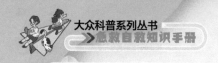
它们中的很多是致癌物质，能够引起细胞的变化。

（5）高血压。

流行病学研究表明吸烟者的平均血压高于非吸烟者，在吸烟后血压有一个急剧的升高过程。

（6）性无能。

阴茎无法勃起或难以维持勃起状态（勃起功能障碍）的大多数病例是由吸烟造成的。尼古丁能够引起勃起组织（动脉围成）的收缩，减少海绵体平滑肌组织的血供，导致勃起（肿胀）时阴茎无法扩张。彩色多普勒超声检查显示海绵体动脉的体积缩小。

3 戒烟的好处

如果你决定戒烟，其好处是立竿见影的。

20 min后，你的血压和脉搏将回到正常值。

8 h后，一氧化碳和氧含量将回到正常值。

24 h后，心脏病发作的危险性降低。

48 h后，味觉和嗅觉将得以改善。

3周后，血液循环改善，呼吸功能增强30%。

9个月后，咳嗽、疲劳、呼吸问题将会消失。

1年后，循环系统疾病的发生率降低，呼吸系统疾病和癌症的发生率也会降低。

5年后，心脏病的发病危险与非吸烟者相等，肺癌、咽喉癌、食管癌发生率降低了一半。

10年后，肺癌、口腔癌、胰腺癌和食管癌的发生率与非吸烟者相等，原位癌细胞将被替换。

10年后，牙龈疾病的发生率与非吸烟者相等。

15年后，心脏病的发病率与非吸烟者相等。

二、老年人的医学检查

老年人定期进行医学检查是自我护理最重要的方式之一。很难明确地规定检查的频率和时间，因为这不仅取决于个人的健康状况和现在所患的疾病，还取决于个人的性格和心理特征。除了医学检查和医生建议的检测（实验室的或其他）之外，还可以采取一系列的预防措施，例如：针对某种特殊感染接种疫苗，了解自我用药的危险性及一些其他方面像饮食和锻炼的知识，确保可以享受高质量的晚年生活。

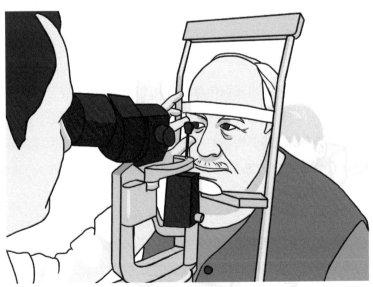

给老年人检查视力

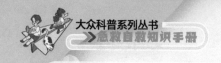
1 定期检查的必要性

就医的频率取决于不同的因素，但是最重要的是取决于自身的健康状况。另外，即使你没有出现任何疾病症状，身心状态也很好，仍然建议60岁以后每年至少进行 1 次检查。

男性健康和女性健康的某些方面需要进行定期检查。对于女性，包括更年期后的妇产科检查和对一些更年期后疾病的监测，例如骨质疏松。

在男性中，前列腺疾病并不总是表现出典型的泌尿系统症状。很多病例尤其是前列腺癌，经过很长时间才会出现症状，但是当症状出现时，癌症可能已经发展到晚期。目前血常规检查就能够检测出前列腺癌，即使不能确诊，也能够提供怀疑的征象，还能够监测癌症的进展和治疗的效果。事实上，目前通过检查是能够在早期发现前列腺癌的。

老年期出现的其他常见疾病，如静脉曲张、痔疮、便秘、肠道运动形式的改变、食欲减退或体重减轻、胃灼热、下肢水肿、走路时才出现而休息时消失的小腿疼痛、疲劳、爬楼梯时的呼吸急促、视力或听力减退、健忘和记忆力减退、新出现的皮肤损伤或陈旧损伤的外观改变、口腔疾病和牙齿脱落等都不应该被忽视，也不应该将其简单地看作是衰老的又一影响，应到医院检查一下。

五六十岁以后，高血压和高血糖变得很常见，虽然它们持续地造成潜在性疾病，但最初往往不会出现任何症状。同样的情况还出现在高胆固醇血症及其继发性的后果，如动脉硬化等。有时候，高血压、高血糖、动脉硬化这 3 种情况会同时出现，互为因果。因此，定期检查对于早期的诊断是必要的。

牢记：过度口渴、昼夜小便次数增加、对甜食的嗜好预示着高血糖的发生。

有时疾病本身是一种疑病症：疾病导致注意力集中在一些本质上是由情绪造成的问题上。但不管怎样，生理性疾病一旦确诊，心理治疗和寻找疾病的根源将比持续、长期地使用昂贵的医疗健康服务要有益得多。

 老年期的预防接种

推荐老年人进行流感疫苗、肺炎疫苗和破伤风疫苗的接种。建议65岁以上的人都要接种肺炎球菌疫苗。

肺炎球菌疫苗的免疫作用在接种2～3周后出现，可持续5年，5年之后需要再次接种，有效率高于50%。接种过疫苗但依旧发病的患者，其住院率也会降低。

（1）接种疫苗的不良反应。

接种区域疼痛1～2天。

出现同流感类似的症状（不常见）。

接种6～12 h后感到身体不适或发热，1～2天后消失。

（2）肺炎球菌疫苗接种。

肺炎是老年人群最常见的传染性疾病之一，它经常需要住院治疗，可能会导致一系列严重的并发症，引起部分感染患者的死亡。引起感染的病原菌随患者所处环境和经历的不同而不同。虽然针对所有病原微生物的疫苗还没有问世，但是针对肺炎球菌的疫苗已经研制问世了，肺炎球菌是最常见的致病菌。

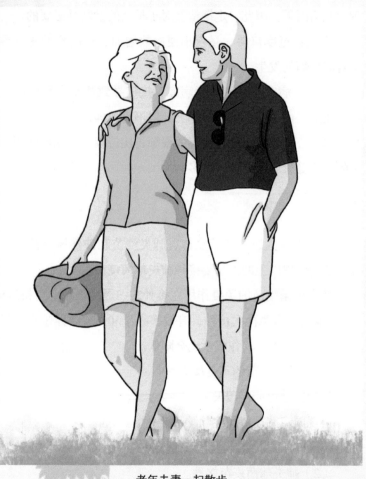

老年夫妻一起散步

（3）破伤风疫苗接种。

破伤风几乎全部发生在没有接种过破伤风疫苗的人身上。据估计仅有30%～40%的老年人体内有足够的抗体对抗破伤风毒素。

尽管当前破伤风在发达国家中已非常罕见，但这种传染性疾病并没有完全根除。老年人尤其受其影响（60%的病例出现在60岁以上的人群中），并且死亡率很高。

建议所有的老年人接种破伤风疫苗，不管是在家中生活，还是在养老院居住。疫苗接种包括3次注射（第1针、1个月后第2针、6~12个月后第3针），每10年追加1次剂量。

身上出现深的、污染了的伤口或者处于高危环境中的任何人，如果以前没有接种过破伤风疫苗、接种不正确或者距离上次接种已经10年之久，都建议进行接种。

（4）特殊状况中使用的疫苗。

肾脏疾病：肾病患者免疫状态的低下使他们更容易遭受严重的感染。这里的肾病患者指的是进行血液透析、腹膜透析或者接受了肾脏移植正在使用免疫抑制剂治疗的患者，这将是一大批需要进行疫苗接种的人群。

这种情况下的患者往往会对疫苗接种反应低下，因为他们的血中含有较少的血清转化，防御水平也比正常人低得多。这种情况常常会伴有经肾脏丢失蛋白的现象，因此患者体中抗体的丢失也会加快。减毒活疫苗（口服脊髓灰质炎疫苗、黄热病疫苗、麻疹疫苗、风疹疫苗、腮腺炎疫苗、结核病疫苗）是绝对禁忌的，但他们能够耐受灭活疫苗。如果需要接种的是乙肝疫苗和肺炎球菌疫苗，肾病患者需要更频繁地注射追加剂量。

同样推荐肾病患者接种流感疫苗，因为这样的患者在流感爆发时的发病率和死亡率都很高。

免疫抑制的患者：减毒活疫苗，不管是细菌性的还是病毒性的（麻疹疫苗、风疹疫苗、腮腺炎疫苗、口服脊髓灰质炎

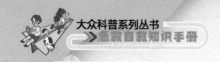
疫苗、口服伤寒疫苗、黄热病疫苗和结核病疫苗）都是禁忌的，因为免疫抑制患者的防御机制是不可控制的，接种活疫苗会使病毒和细菌在体内分裂增殖，导致严重的并发症。由死亡的或灭活的病原体组成的类毒素疫苗或多糖疫苗，只要不存在耐受问题或者安全问题，就可以持续使用。这类患者的免疫系统可能处于最低水平，因此进行血清学分析以检测疫苗是否有效是很重要的。

过敏性患者：如果患者对疫苗的某些成分（抗生素、汞、氢氧化铝等）过敏，在原则上是禁忌接种的。但是，如果变态反应不是由疫苗的组成成分引起的，则可以进行疫苗接种，保险起见不应在变态反应期间进行预防接种。必要时医生会评价接种的必要程度，也会下医嘱，进行抗组胺药物治疗。

神经系统疾病患者：受退行性神经系统疾病影响的患者是否需要接种及接种的时间应该由医生决定，医生应非常熟悉患者的病情并能够评估接种的危险程度。

肿瘤患者：同免疫系统疾病一样，肿瘤患者也会接受免疫抑制剂治疗。在罹患肿瘤的过程中，患者极有可能会受到感染，其中一些能够通过接种疫苗来预防。一般说来，在这种病例中由于患者免疫系统功能的减弱，减毒活疫苗是禁忌的。但是灭活疫苗的接种是允许的，即使许多情况下患者的免疫反应水平比正常人群低。对于所有的病例，医生有责任通过充分地考虑患者的临床症状和接种疫苗的危险程度来评估患者是否有接种的必要。

血友病患者：血友病患者能够像其他人一样接种疫苗，

但乙肝疫苗除外。但是血友病的本质会使患者在接种后更容易出现血肿。

慢性疾病患者：如心肺系统疾病、血液病、代谢性疾病、肾脏疾病患者，必须进行接种疫苗以减少疾病的固有并发症，例如肺炎或者流感。

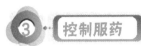

3 控制服药

首先，在治疗某种特殊疾病服用处方药时，服药时间和疗程必须遵医嘱进行。然而，有时一些小的、常见的问题可能在自己用药（与自己服用处方药不同）时发生。这不仅与非处方药有关，同样也取决于患者是否知道药物正确的用法。

世界卫生组织定义非处方药为不用开处方即可购买和服用的药物，它用来治疗不需要进行医疗咨询的小病和轻微的症状。对于一些慢性的或复发性疾病，在初次诊断和开处方之后，患者可以自己用药，但要咨询医生。

以下列出的药物不要服用，最好扔掉：

已破碎或脱色的药片、药丸、锭剂。

已软化、破裂或者破损的胶囊。

已经脱色或者没有气味的药物，与最初的性状相比发生变化的药物。

已变硬、泄漏或者破损的管装乳膏、药膏、软膏。

保存时间已经超过1年的药物，除非没过有效期并且正确保存。

要求冷藏保存但是已经在冰箱外放置了相当长时间的任何药物。

开启超过1个月的任何液状药物。

（1）负责任地自行用药。

只能使用非处方药治疗轻微的、短期的疾病，如果发现病情没有好转或者正在恶化，应立刻咨询医生。

如果你已经服用了治疗风湿性疾病、糖尿病性青光眼、心血管疾病（高血压、心功能不全、心律不齐等）、肾脏疾病、精神性疾病、甲状腺疾病等的药物，在使用非处方药之前应该咨询医生。

如果患有慢性疾病，即使没有进行药物治疗，在自己用药之前也要经常咨询医生。

认真阅读药品说明书，如果不明白，咨询医生或者有专业知识的药剂师。

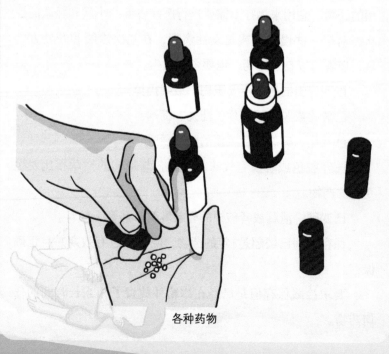

各种药物

许多药物除了含有效成分之外，还包含其他成分，如酒精、盐、糖或其他对身体有害的无机物质，仔细阅读说明书上的药物成分列表。

如果在短期服用之后对药物的反应不是很满意或者没有达到预期的效果，在继续服用之前应咨询医生。

如果认为自己或者是他人服用了过量的药物，立刻打电话通知医生。

（2）药橱。

所有的药物以原始包装保存。

不要将包装上的标签撕掉，因为上面标有药品的名称、用法说明、剂量和其他有用的信息。

不要将不同的药物放在同一个包装盒中，否则不仅它们会丧失药效，过一段时间后你也可能会忘记它们分别是哪种药。

不要将药物放在浴室中。以适当的温度保存药物（一些药物需要远离高温和潮湿）。

温度和湿度的变化会影响药物的稳定性与药效。

大多数的药物能在室温下保存，但应该避免阳光直射和高温。

一些药物需要在冰箱（非冷冻室）中保存，但过低的温度会引起药物的不可逆性损坏。

破坏和丢弃所有过期的药物。

三、老年人与跌倒

随着年龄的增长，人体各种器官的功能开始降低，智

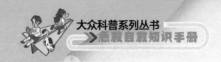

力、骨骼肌肉系统和感官都将随着时间流逝而慢慢退化。这一系列因素预示着老年人将处于发生事故和疾病的高危状况之中，因此需要采取一系列的防御措施来尽量降低危险的发生。

① 跌 倒

65岁以上独立生活的老年人中约有30%的人群会遭遇跌倒。跌倒是导致老年人去医院住院和住老年公寓最主要的原因之一，被认为是在老年期引起死亡的第6位最常见的原因。当老年人不适应生活环境并受到一系列可预防的危险因素影响时，就会发生跌倒。跌倒不应该被认为是不可避免的或者是随机发生的，恰恰相反，应该采取一系列的措施来预防跌倒引起的严重身体健康、心理健康及社会健康问题。

跌倒应该被认为是一种症状，并应明确其发生的原因。老年人跌倒可能是很常见的，但不能认为跌倒是正常的。

跌倒预示着老年人开始丧失独立性，会对他们的生活质量产生极大的影响。进而，老年人需要家庭成员给予更多的支持与关心，并需要更多的医疗护理。这同样适用于没有发生继发性和严重性并发症的跌倒。

② 引起跌倒的危险因素
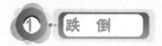

（1）老年人行走方式的改变。

行走方式的改变是老年人的常见问题，并导致了大部分的跌倒现象，也可导致老年人独立性的丧失和运动的受限。在很多情况下，这也是一种诱发因素，需要做出决定是否应该到老年公寓居住。行走方式的一些变化是正常衰老过程的一个组成部分，然而，绝大多数是由不同的疾病导致的。

有很多方法和标准能够用来判定行走障碍的程度及原因，这些检测应该由医生最好是神经病学专业或老年医学专业的医生来进行。老年人一旦感觉到任何变化或者怀疑出现了疾病，应该尽快咨询医生，因为很多状况是可以治疗的，也可以预防其进一步恶化。

（2）环境中的危险因素。

光滑或不平的路面。

不合适的椅了和床。

狭窄陡峭的楼梯。

路面上的物体和脚底下的宠物。

缺乏扶手。

照明效果太差。

不安全的运输方式。

（3）老年人自身存在的危险因素。

视力或者听力障碍。

骨骼肌肉问题（例如骨关节炎会限制运动、引起疼痛、使身体的支撑力减弱，易导致跌倒）。

神经系统疾病（帕金森病、中风、糖尿病等导致的敏感度降低）。

3 **跌倒造成的后果**

已经发现65岁以上的人中有1/3每年跌倒 1 次或多次，50％的人反复跌倒。数据同样显示，在这些跌倒的老年人中，15％有擦伤或者轻微的划伤，5％有骨折需要治疗。在骨折的病例中，仅有1%是股骨颈骨折。

　　最常见的损伤是轻伤，例如头面部的擦伤和青肿，这是由于老年人的反应能力减弱及不能伸展胳膊保护自己造成的。

　　毫无疑问，股骨颈骨折是跌倒导致的最严重的后果，几乎所有的恢复都需要手术。不能进行手术的人包括对麻醉没有耐受力，由于其他原因已经卧床不起、患有阿尔茨海默病阻碍

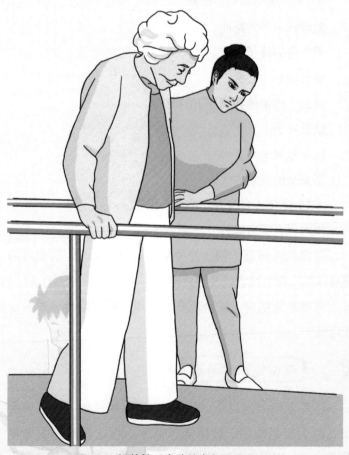

握着扶手走路的老年人

他们理解或实行恢复性训练，以及那些正在遭受或者已经遭受了急性中风或心脏病的人。

除此之外，在75岁以上实施手术治疗的老年人中，有25%的患者由于不能活动而在6个月内死去，1/3依旧残疾或出现行走障碍，剩下的老年人将依赖于医疗服务来度过余生。也就是说，尽管1%的股骨颈骨折率看起来很低，但股骨颈骨折的后果严重，所以非常值得注意。

在损伤或骨折中除了医学并发症以外，跌倒也能引起心理和社会问题。跌倒的人，尤其是发生骨折的人会害怕再一次跌倒，当这些人待在家中时，他们的活动会减少，肌肉萎缩，力量和敏捷性丧失，在社会交往中会变得孤立。

4 降低跌倒的危险性

保证家中有良好的照明。良好的照明能够防止被一些不容易发现的物体绊倒。在卧室、走廊和浴室中应该有夜间照明灯。

垫子和地毯应该固定到地板上或者用防滑垫或胶带固定。松散的边角应该用大头针安全固定。

电缆不应该放置在行走的地方。

在浴室和厕所中应该安装扶手。

楼梯两侧应该安装扶手并保证楼梯照明效果良好。

厨房中的器皿要放在容易拿到的地方，不要将物品放得太高或太低，避免使用楼梯或凳子去拿厨房的物品。

应该穿防滑的、合脚的硬底鞋。避免穿宽松的拖鞋，否则很容易引起跌倒。

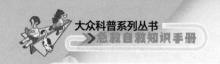
　　每年看一次眼科医生，白内障和其他眼部疾病会使你看不清东西而跌倒。

　　经常锻炼维持强壮的骨骼和肌肉。

　　护理好自己的双脚。如果脚受了伤，或有长而厚的指甲，或者脚底磨起了胼胝，应该去医生那检查一下。

　　向医生询问你所服用药物可能出现的不良反应。服用的药量越大，不良反应的危险性和发生跌倒的可能性就越大。

　　如果你感到头晕目眩，应咨询医生。

　　如果医生建议你使用拐杖或助行架，一定要用，行走时它会增加你的稳定性，避免严重的跌倒。

　　不要吸烟。

　　限量饮酒。如果你正在服用精神类药物，记住千万不要喝酒。

　　当你早上起床或者夜间去盥洗室时，在你起身之前要先在床边坐几分钟以稳定血压。如果你起身太快，血压会变得很低，将导致眩晕和跌倒。

四、老年人与糖尿病

　　糖尿病是一种慢性疾病，发病率为2%～6%，65岁以上的人的发病率上升到了10%，75岁以上的人的发病率高达20%。糖尿病的特征是血糖（葡萄糖）水平异常性升高。从食物中获得的葡萄糖和脂肪是机体的能量来源，为了利用这些物质并从中获益，机体需要胰岛素。如果胰岛素丢失或者分泌量低于需要值，或是机体组织对胰岛素的作用变得不敏感，或者产生抗性，就会发生一系列的代谢变化，引起糖尿病。

糖尿病的两个主要类型：1型糖尿病是胰岛素依赖型糖尿病；2型糖尿病是非胰岛素依赖型糖尿病。

糖尿病的病因至今还没有完全明确。但目前的理论是多种原因导致了2型糖尿病的发生，而1型糖尿病与基因或者免疫标识有关，病毒感染和毒素很可能是触发该病的因素。

遗传因素在糖尿病的发生中起着很重要的作用，尤其是2型糖尿病。

2型糖尿病的发生率随年龄增长而升高。1型糖尿病则更倾向于在10～12岁女孩和12～14岁男孩中发生。

营养是很危险的因素。能量的摄入在2型糖尿病中具有特别的影响，肥胖也与其密切相关。糖尿病的发生还与一个人肥胖持续的时间有关。

环境因素包括病毒。相关研究发现，在1年中的某些月份1型糖尿病的发病率比较高（冬季和春季的发病率是平常的3倍），与可能存在的病毒致病源有关。

其他的危险因素包括高血压、高脂血症、吸烟、不活动的生活方式和妊娠，当这些情况发生在容易患糖尿病的人身上时，就会触发糖尿病的发生。

 糖尿病的主要症状

多尿。

多饮。

多食（胃口大开，食欲增加尤其想吃甜食）。

无力衰弱（虚弱）和体重下降。

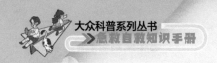

还有一些更常发生却很少注意到的症状，它们称为继发性症状：

身体瘙痒或者生殖器瘙痒。

易于皮肤感染（甲沟炎和疖子）。

伤口需要很长时间才能愈合。

牙龈感染，牙齿脱落。

四肢疼痛和刺痛。

视力改变。

尿路感染、外耳感染（耳炎）等。

② 糖尿病的并发症

存在两种类型的并发症：慢性并发症和急性并发症。

（1）慢性并发症。

高血糖症（血糖升高）与糖尿病并发症之间的因果关系是很明确的。因此，控制血糖水平对于预防原发性和继发性并发症是很重要的。控制血糖是防止慢性并发症、退行性并发症进展的重要措施。

慢性并发症最常见的表现如下：

糖尿病大血管病变。这是一种动脉硬化性疾病，影响中动脉和大动脉。它能影响每个人，但在糖尿病患者中更为常见、发生更早、发展更迅速、病情更严重。它造成了糖尿病患者60%～70%的死亡率。

缺血性心脏病。这是糖尿病患者的主要死因，尤其是女性患者。临床表现包括心绞痛、急性心肌梗死或者心脏病发作和猝死。

中风。糖尿病患者中风的发生率是非糖尿病患者的2倍，并且存在引发血栓和出血的危险。

外周血管病。最重要的临床表现是间歇性跛行，表现为走路时小腿疼痛休息时消失。它能发展成慢性疾病，出现溃疡甚至坏疽。它是非感染性坏疽和非创伤性截肢手术的主要原因。

糖尿病微血管病变。这归因于高血糖症，它能引起小血管的变化。主要的表现是糖尿病视网膜病和糖尿病肾病。

糖尿病视网膜病。它是工业化国家中老年人群发生非创伤性失明的主要原因。它与较差的血糖控制、患有糖尿病的时间和蛋白尿的出现有关。

糖尿病肾病。它是引起晚期慢性肾功能不全的原因之一，也是进行透析的主要原因之一。

糖尿病神经病变，这是糖尿病最常见的并发症。它的出现与代谢控制和患有糖尿病的时间直接相关，饮酒和吸烟也是诱导因素。在这种病中，由于高血糖的继发性影响导致神经结构的损伤，最常见的表现是足部和手部的感觉异常与麻刺感或疼痛。

糖尿病足。这包括从微小的，或者不明显的神经病理性损伤到严重的足部溃疡和需要截肢手术的坏疽。各种神经（神经病理性病变）和血管因素都在感染中起作用。

（2）急性并发症。

糖尿病酮症酸中毒。这是一种急性的糖尿病并发症，由胰岛素的相对或者完全缺乏导致，主要与高血糖症、高酮血症（升高的血酮水平）和酸中毒有关。临床上它会引起多尿、

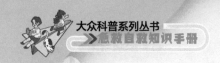

多饮、呼气中带有苹果味、呼吸急促（呼吸频率增加）、恶心、呕吐和弥散性腹痛。需要紧急住院治疗。

高渗性昏迷，是在2型糖尿病中相对常见的代谢性疾病。临床指标包括非酮症性高血糖症、脱水和意识变化（混乱、恍惚、昏迷及其他的病灶性神经系统病变）。需要紧急住院治疗。

低血糖。血糖水平降至60 mg/dL〔如果血样是毛细血管血液（指尖取血），则低于50 mg/dL〕。致病因素包括：胰岛素治疗、糖尿病药丸（降糖药丸）、吃饭不及时、无计划地过度锻炼、饮酒等。它可产生多种临床症状，如冒冷汗、颤抖、激动、饥饿、严重头痛、行为异常、视力问题、惊厥和昏迷。

五、老年人与风湿性疾病

风湿性疾病的特征是不同机制作用于运动系统的一个或者多个组成部分（骨骼、关节、肌肉、肌腱和韧带）产生变化或者造成损伤。现在已经知道的有100多种风湿性疾病，下面这些是最常见的：骨关节炎、类风湿性关节炎、痛风、强直性脊椎炎和骨质疏松。虽然这些疾病可能发生在不同的年龄段，但是其中一些在老年人更为常见，并与老化过程有关，例如骨关节炎和骨质疏松症。

① 风湿性疾病的症状

风湿性疾病可引起疼痛，常出现在关节局部或者靠近关节处。疼痛可能只是暂时性的或者仅在活动时才会发生，例如缝纫时手部的疼痛、走路时膝盖的疼痛或者弯腰时背部的疼痛；也可能是固定的、持续的疼痛，无法进行任何活动甚至影响睡眠。这种疼痛有时伴有关节的僵硬感或者肿胀感，活动一下就能改善。如果疼痛是来自肌肉、肌腱或者运动系统的其他组成部分，问题会变得很麻烦。

在其他情况下，风湿性疾病可能会引起不适，如刺痛、沉重感、身体特定区域（肩膀、颈部、腰部、腿部等）的拉紧或疲惫，导致工作、开车或者做家务等时不同程度的困难。有时这种不适是弥散性的而不是局部的，影响整个身体，并伴有疼痛感和浑身乏力，患者描述为"身体的每个地方都疼痛"或者"起床时感觉比睡觉时糟糕"。

一些风湿性疾病会导致关节腔内滑液的堆积，引起肿胀。但在这种情况下只有肿胀和疼痛，不存在关节周围红肿和灼热。

一些风湿性疾病可能会引起一般的症状，例如食欲减退、体重减轻、虚弱、浑身乏力、发热、身体其他器官和系统的变化（皮肤、眼睛、消化系统、肺和肾脏等）。咨询医生或者专家可能会找出这些症状的原因。

② 有关风湿性疾病常见的问题

风湿性疾病有多常见？风湿性疾病是影响大众最常见的疾病之一。

最常见的风湿性疾病是哪一种？骨关节炎是最常见的风湿性疾病，发生率随年龄增长而上升。据估计，24%的成年人患有 1 种或 1 种以上类型的骨关节炎，腰痛、颈痛或肩膀痛等

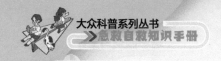

引起局部不适的其他疾病位居其次。

风湿性疾病是否在男性中更为常见？这取决于疾病的类型。骨关节炎在女性中更为常见，而痛风在男性中更为常见。

风湿性疾病是否只在老年人中发生？这也取决于疾病的类型。一些孩子和青年人患有风湿性疾病，其他一些疾病只会在成年人和老年人中发生。风湿性疾病不等同于老年疾病。

风湿性疾病是什么原因引起的？这也是取决于疾病的类型。一些情况是由感染造成的，另外一些情况则是因为激素分泌障碍或者免疫系统的功能障碍。

风湿性疾病是否具有遗传性？一般情况下是没有的。一些风湿性疾病在某些家族中更为常见，但这并不意味着是因为遗传因素。

风湿性疾病都是慢性疾病吗？不一定，因为很多风湿性疾病可以治愈，或者在一生中只会出现一次，不会导致任何并发症就消失了。

风湿性疾病会致残吗？风湿性疾病致残是常见的误解。现在通过治疗可以改善症状，并可以维持满意的运动能力，很多患者依旧能四处走动并且照顾自己，幸运的是，几乎没有患者会出现严重的残疾。

风湿性疾病可以治疗吗？一些人认为风湿性疾病没有治疗方法，就放弃了治疗甚至不想去就医，这是一个很危险的错误。即使是最严重的和致残性的疾病也有治疗方法，不尝试永远都不会找到。

六、老年人与骨骼疾病

除关节疾病如骨关节炎和其他风湿性疾病给患者带来不适外，老年人骨折的高发率及与骨折相关并发症波及的范围均使老年人的骨骼成为一个因衰老而可能带来功能障碍的重要领域。骨质疏松可造成骨骼脆性升高，尽管在女性中更常见，但却不仅仅局限于女性。此外，老年人跌倒和其他伤害的高发率，使得掌握一些关于骨骼老化及相关疾病的知识变得非常重要。

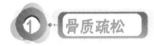

这是一种骨组织代谢状态，以骨骼质量减轻及骨骼内部结构的退化为特征，骨骼变得更脆弱，渗透性升高，比正常骨质要轻，并且在轻微的撞击和突然的运动（如弯曲、下车或抬举小物体）时发生骨折的危险性更高。骨质疏松严重的病例，骨组织甚至不能承受患者自身的重量。

（1）骨质疏松的症状。

骨质疏松可能不引起任何症状和体征，直到发生了骨折时症状才变得明显，如疼痛、骨骼的畸形、脊椎骨折造成背部弯曲（驼背）后引起的体重减轻等。骨折会造成骨骼的功能丧失及运动受限，从而使患者面临死亡的危险。

关于骨质疏松的错误认识：

骨质疏松是年龄增长的正常结果。

骨质疏松的患者均会发生骨折。

骨质疏松是个不能阻止的过程。

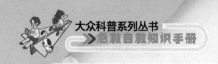

骨质疏松仅仅影响绝经期女性。

（2）骨质疏松的危险因素。

有一些因素可增加骨质疏松的发生率，并且这些因素是无法改变的：

年龄。

近亲患有骨质疏松。

女性。

更年期较早。

可减少骨质的疾病和药物（甲状腺功能亢进、甲状旁腺功能亢进症、多发性骨髓瘤、白血病、肝病、贫血、肾功能不全，以及糖皮质激素、抗酸药、通便剂、利尿剂等）。

卵巢切除术引起的绝经。

然而，其他一些因素是可以改变的，因为它们是建立在习惯和生活方式基础上的：

久坐式生活方式（锻炼对骨骼来说很重要）。

长时间不运动（由于疾病、手术或伤残）。

钙的摄入量少。

吸烟。

饮酒。

饮用太多咖啡和碳酸饮料。

维生素D缺乏（在阳光下的暴露量小）。

过于瘦弱（厌食症或贪食症）。

（3）骨质疏松的治疗。

目前，治疗骨质疏松的药物很多，常见的有以下几种：

降血钙素：配合一种钙佐剂，降血钙素可注射或吸入，效果相同，具有过敏性不良反应。

双磷酸盐：慎用，因为它具有一些不良后果（食管溃疡、食管炎、消化不良、腹痛、腹泻及便秘）。

选择性雌激素受体调制剂：这是一种新型药物，可为不愿服用雌激素或对雌激素有禁忌的女性提供另一种选择。其不良反应是轻微的，最常见的副作用是脸部烫红。但服用时仍需要慎重，因为它有引起静脉血栓的危险。

（4）骨质疏松的预防。

以下是一些基本的指导方法，可帮助预防骨质疏松。

平衡膳食。蛋白质的摄入量不要过多、低糖、避免咖啡因。

高钙饮食。钙的主要来源有乳制品（1L的奶含有1g的钙）、奶酪（其钙的含量由于奶酪种类不同而变化较大，且奶酪中含大量脂肪）及鱼类。

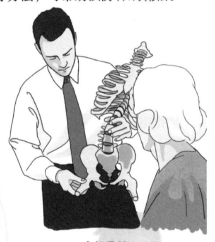

介绍骨骼

含丰富维生素D的饮食，对骨质疏松的改善十分重要。在老年人中，由于他们吃得少，暴露在阳光下的机会少，以及皮肤的合成能力减弱，他们的维生素D吸收量会减少。

不要摄入毒素，如尼古丁。

运动。运动（30 min轻快的步行、跑步、舞蹈）是非常重要的，因为它能够减慢骨质减少的速率、增强肌肉的力量、保

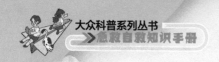

持机体的功能和稳定，也能缓和慢性疼痛及降低跌倒和骨折的发生率。

这些养生法并不推荐给每一个绝经女性，但我们主张一些高危人群遵照这些做法，这些高危人群包括：

体内雌激素不足的女性，她们同时具有发生骨质疏松的临床危险性。

脊柱发生变化的患者。

长时期接受皮质激素治疗的患者。

原发性甲状旁腺功能亢进症的患者。

② 老年人骨折

尽管男性和女性均可发生骨折，但是女性骨折的发生率要比男性高4倍，这是因为雌激素在骨骼的形成和维持中发挥着重要作用。随着绝经期的开始或排卵的停止，机体将不再产生雌激素。然而，尽管绝经和骨质疏松是重要的因素，但它们却不是使老年人遭受严重骨骼伤害的仅有因素。事实上，尽管骨骼退化可在没有撞击或摔倒的情况下引起自发性骨折（因为骨骼已变得脆性太高），但是一些其他的、外界性的、生物性的因素也会造成骨折，这时的后果可能更严重，从而使老年人的生命受到威胁。

（1）骨折的定义。

骨折是在发生撞击、暴力或牵拉时，这些力量的强度超过骨骼本身的弹性时出现的骨骼表面的连续性中断。在健康人中，骨折总是由于某种外伤引起的，但也有其他类型的骨折，如病理性骨折。病理性骨折发生于患有某种基础性疾病但不涉及严重外伤的人身上。这种骨折病例通常伴随某种器官的疾病或伴随衰老引起的骨质减少。

（2）骨折的症状。

骨折的类型不同，产生的机制也就不同。骨折可发生于身体的不同部位，在很多病例中，骨折的严重程度取决于患者原先的健康状态。然而，有一些症状是所有类型骨折共有的。认识这些症状有助于在骨折发生时尽早怀疑和确诊，并尽快到医院或医生那里寻求合适的治疗。这些基本症状如下：

疼痛：这是最主要的症状。疼痛一般发生于骨折部位。即使最轻微地移动受伤肢体或在骨折部位施加哪怕很小的力量时疼痛都会显著加重。

功能障碍：正常情况下需要该骨参与的运动，却不能进行。这是骨折本身和骨折引起的疼痛两方面的原因造成的。

畸形：肢体畸形的特征取决于骨折的类型。一些类型的骨折可造成特征性的畸形，医生能够利用这些特点来确诊是哪块骨发生了肯折。

血肿：断骨及其附近软组织周围的血管破裂及骨和软组织的滋养血管破裂引起了血肿。

发热：通常，尤其是在年轻人发生严重骨折时，即使没有感染存在也会引起发热。发热也可发生于骨折几天之后，即使没有感染存在，也会由血肿的吸收引起。

肿胀和刺痛感：发生于骨折周围。

皮肤破裂：骨突出于皮肤之外（发生于开放性骨折中）。

（3）骨折的检查手段。

有许多因素可使老年人比其他年龄段的人群更倾向于遭

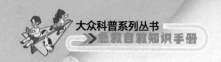

受骨折。这种高发病率的原因包括骨质疏松（及其带来的骨结构的退化）和发生摔倒的概率增大（由于平衡感和行走方面的问题造成）。

诊断依赖于体格检查和一些辅助性检查，包括以下几种：

X线检查：这种检查利用不可见的具有电磁能的射线，即X线来对内部组织、骨骼和器官进行显像，图像呈于感光板或胶片上，在各种类型的外伤发生时，这是最常用的一种检查手段，它可帮助精确诊断骨折部位、类型及数量。

磁共振成像：这种检查程序需要将一个强大的磁场、无线电频率和电子计算机结合应用，来对身体内部器官和结构的细节进行显像。磁共振成像主要被用来排除脊髓和神经方面出现的异常。

（4）骨折的并发症。

骨折患者出现的并发症种类繁多，通常可划分为早期并发症和晚期并发症两类。首先，应确定骨折部位周围组织所遭受的创伤程度，以及骨折对患者整体健康状况所造成的影响。可能会发生严重出血，此时患者的生命会处于危险境地，在这种情况下，对骨折的处理应放在次要的位置上。开放性骨折会引起感染，长期卧床休息也会引起相应的并发症，如肺炎、血栓等。另外，外科手术本身也会引起一些并发症。以下列举了一些可能出现的并发症：

创伤性休克：是由于疼痛和骨折部位的出血造成的。谨记发生于股骨和骨盆处的骨折可引起1L或更多血量的局部出血，导致急性贫血和休克，尤其是发生于患有其他器官或系统疾病的老年人身上。

神经损伤：是由于神经干受到了损害。神经干的损害或者是由骨折造成的瘀血引起的，或者是由错位骨的末端直接压迫、擦伤、牵拉或割断神经引起的。

开放性损伤：是骨折引起感染造成的。

关节强直：这是种常见的并发症，由骨折附近的关节长时间不运动引起，尤其发生在老年人身上。这些僵硬的关节若要重新获得部分或全部运动性能，就需要进行锻炼和康复治疗。

骨炎、骨髓炎：这实际上是骨的感染，更多见于开放性骨折，极少见于闭合性骨折。

骨痂形成过大：骨痂形成是正常骨折愈合过程的一个组成部分，如果骨痂过大，就会对周围结构造成压迫，引起不同程度的不适感。

在有些情况下，骨折开始为不完全性的，老年人可能能够移动患肢甚至站立，但极有可能立即或在几天之后变为完全性骨折。

1/10的病例中会出现瘀血，头部、肘部或手上会出现伤口。

有时会发生脑震荡（意识丧失），一般是暂时性的，而且发生与否取决于摔倒的严重程度。

七、老年人与心血管疾病

也许，除了担心得癌症以外，老年人另一主要的顾虑就

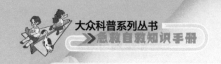

是他们心血管系统的健康。最近几十年，社会上开展了越来越多的活动使大众了解了与高血压、动脉硬化、心脏病和中风有关的危险因素，越来越多的人开始采取预防措施来减少这些危险因素，养成健康的饮食习惯及定期进行医疗检查。

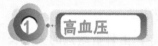

动脉血压是血液对动脉血管壁施加的压力。测量血压是一种简单的诊断方法，可作为评价循环系统状态的一个有价值的指标。

随着动脉血压的升高，心脏必须更加用力地工作来维持机体需要的持续血流，长此以往，心脏就会肥大，引起损伤。同样，机体可能在几个月或几年之内适应升高的血压，但在毫无觉察的情况下，肾脏、眼和脑部的血管也会随之受到损伤，患者就面临着心脏、肾脏、眼和脑部遭受严重病变的危险。

这类疾病一直是导致死亡的主要原因之一，是引发致残性并发症的主要原因之一，也是导致全世界范围内第3和第4年龄段人群生活质量下降的主要原因之一。

（1）高血压的分类。

原发性高血压：也被称为特发性高血压，占所有高血压病例的90%。本病病因尚不明确，通常归因于遗传或体质因素，也就是说，许多遗传因素与环境因素相互作用，共同引发了原发性高血压。

继发性高血压：这类高血压占高血压病例的10%。在这些病例中已确定其致病的医学原因，因此，经过治疗高血压的症状即会消失。继发性高血压的病因包括肾脏疾病、妊娠、某些肝脏疾病（肝硬化）、内分泌系统疾病（嗜铬细胞瘤、库欣病、肾上腺肿瘤、甲状腺功能亢进）、免疫系统疾病（红斑狼疮、结节性动脉周围炎）、服用某些药物（可的松、泼尼松、雌激素、吲哚美辛、布洛芬、吡罗昔康、阿司匹林等）及饮酒过多。

（2）高血压的治疗。

许多年以来，老年人的高血压都不进行治疗（当然是在一定范围内的高血压），因为老年人的血压升高被看作是自然衰老过程的一个组成部分。然而，最近几年的许多研究数据表明，如果进行轻微的控制性降压，老年人将是获益最大的人群，因为他们因高血压而引发血管并发症的危险性最大。但是，治疗必须缓慢、逐步地进行，以允许机体有一个必要的适应过程。诊断方法和药物治疗方式的选择主要依靠医生，但考虑到患者对病情的关心，他们也应该参与到决策制订的过程中来。而且，也应该将治疗方法存在的危险和益处以及可能发生的任何不良反应详细地告诉患者。

② 动脉硬化

动脉硬化一词含义甚广，一般用来描述动脉血管壁的增厚和硬化，是引发心脏和大血管系列疾病的根源。

（1）动脉硬化的症状和体征。

一旦动脉硬化形成，随后即会出现：

在脑部，颈动脉（供应脑部血流的主要动脉之一）中出现的粥样斑块可导致血栓形成。如果血栓从动脉壁脱落

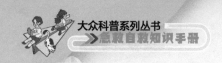
下来，就会形成动脉栓塞，导致栓塞部位脑区缺血，最终引发偏瘫，通常影响身体的一侧肢体运动和感觉功能，也称为中风。

在心脏的主要血管，粥样斑块的形成会导致动脉扩张并形成动脉瘤。

在肾脏，动脉硬化会使动脉血压升高，引起肾功能不全，减少肾循环血量并继而减少肾脏滤过率。

当粥样斑块发生于下肢动脉时，可引起间歇性跛行，以步行时下肢疼痛为特征。

（2）动脉硬化的治疗。

目前还没有专门治疗动脉硬化的药物。一些患者可通过服用一些药物来获益，这些药物可降低胆固醇含量、减慢疾病发展进度和减少粥样斑块脱落的发生率。

偶尔，医生会开一些药物如阿司匹林，它可用来降低某些患者的血液凝固性，从而降低血凝块形成的危险。

动脉硬化严重者可采取手术治疗。手术治疗包括以下几种：

应用气囊扩张动脉（经皮冠状动脉腔内成形术）：手术过程包括将一个末端附有小气囊的导管通过动脉（通常选择腹股沟处的动脉）引导至粥样斑块造成的动脉狭窄处，一旦到达此处，气囊即被充气，使动脉扩张。

动脉内膜切除术：在手术过程中切开动脉，清除其内部的粥样斑块。通常在颈动脉处采用这种方法。

动静脉分流术：在手术中，将血流从动脉阻塞处的近侧端绕过动脉的阻塞处引流至动脉阻塞处的远侧端。

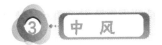

中风是发达国家中造成死亡的最常见的原因，对5%的65岁以上的人构成威胁。它会带来很多的并发症，这些并发症尤其会影响老年人的活动性和独立性，降低他们的生活质量，增加家庭负担。同衰老引发的其他一些疾病一样，中风的许多病因是可以预防的。

（1）什么是中风。

中风是脑血管系统由于血流被阻断而引起脑缺氧的一种疾病。

中风时，脑血管破裂或血管被血凝块或其他物质阻塞会导致脑的血供障碍，随即引起神经细胞的死亡（在几分钟之内），其症状和并发症根据脑受影响部位的不同而不同。

如果你怀疑自己或他人可能是中风发作，要立即打电话给医生或带患者去医院，此时即可获得有效的治疗，且必须在医院中实施。然而，如果不在中风症状出现的最初3 h内实施治疗，这些治疗方法将失去它们的有效性。

（2）中风类型。

根据血凝块的来源，中风可分为以下几类：

血栓形成引起的中风：血凝块阻塞血管。

血管栓塞引起的中风：血凝块产生于另外的血管中，可能是一个距离较远的血管。通常发生于下肢的主要动脉中，血凝块被循环血流运送到一个较小的血管，当其不能顺利通过时即造成阻塞。

短暂缺血引起的中风：这是种短暂的事件，可以产生症

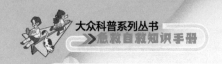

状但没有任何长期影响，然而，这却是即将发生缺血性中风的一个警示信号。

（3）中风的危险因素。

在55岁之后，每隔10年，中风的发生率就翻倍增长。

中风在男性中更常见，但女性中风的死亡率更高，这是由于女性中风的发生年龄较晚。

如果有中风的家族史，后代中风发生率便会增高。

在地域和气候方面，我们已经注意到中风在极度炎热或极度寒冷的地区更易发生。

对于女性，妊娠、分娩及绝经期激素的改变均会增加中风的危险性。

某些危险因素如性别、种族、遗传和环境影响是不可改变的，然而，其他一些中风的危险因素是可以改变的，这种时候，预防很重要。

（4）预防中风的建议。

高血压患者至少每2年进行1次体格检查，尤其是有中风家族病史的人。

如果患有高血压、糖尿病、高胆固醇血症或心脏病，要及时对这些病进行治疗。

检查胆固醇水平。

低脂饮食。

戒烟。

避免饮酒过多。

如果体重超重，要试着减肥。

定期进行体育运动。